シリーズ編集　中井俊樹　愛媛大学教育・学生支援機構　教授

看護教育実践シリーズ　**1**

教育と学習の原理

編集　中井俊樹　愛媛大学教育・学生支援機構　教授

森千鶴　筑波大学医学医療系　教授

医学書院

〈看護教育実践シリーズ〉1
教育と学習の原理

発　行　2020年9月1日　第1版第1刷©

シリーズ編集　中井俊樹

編　集　中井俊樹・森　千鶴

発行者　株式会社　医学書院
　　　　代表取締役　金原　俊
　　　　〒113-8719　東京都文京区本郷 1-28-23
　　　　電話　03-3817-5600（社内案内）

印刷・製本　三美印刷

ISBN978-4-260-04262-8

「看護教育実践シリーズ」刊行にあたって

　看護教員を対象とした研修を担当すると，参加者の教育に対する情熱に圧倒されることがあります。学生が就職してからも困らないように，教室の内外においてさまざまな試行錯誤をしていることがわかります。教育に対する思いや情熱は最も重要なのかもしれません。しかし，思いや情熱だけでは効果的に教育することはできません。

　「看護教育実践シリーズ」は，看護教育に求められる知識と技能を教育学を専門とする教員が中心となって体系的に提示することで，よりよい授業をしたいと考える看護教員を総合的に支援しようとするものです。つまり，教育学という観点から，看護教員の情熱をどのように学生に注げばよいのかを具体的にまとめたものです。

　読者として想定しているのは，第一に看護学生を指導する教員です。加えて，看護教員を目指す方，看護教員の研修を担当する方，病院で看護学生を指導する方にも役立つと考えています。看護分野の授業文脈で内容はまとめられていますが，他分野の医療職教育などにかかわる方にとっても役立つ内容が含まれています。

　看護教育のシリーズ本はこれまでにも刊行されてきました。医学書院で刊行された「わかる授業をつくる看護教育技法」や「看護教育講座」のように看護教育の方法を体系的にまとめたシリーズ本です。これらは，看護教員の教育実践の質を高めることに大きく寄与しました。本シリーズは，これらの貴重な成果を踏まえ，近年の教育学や看護教育学の理論と実践の進展に対応することで，新たな形にまとめたものです。

　本シリーズは全5巻で構成されています。『1 教育と学習の原理』『2 授業設計と教育評価』『3 授業方法の基礎』『4 アクティブラーニングの活用』『5 体験学習の展開』です。それぞれが，1冊の書籍としても読めるようになっていますが，全5巻を通して読むことによって看護教育の重要な内容を総合的に理解できます。

本シリーズを作成するにあたって，各巻の全執筆者との間で執筆の指針として共有したことが3点あります。第一に，内容が実践に役立つことです。読んだ後に授業で試してみたいと思うような具体的な内容を多数盛り込むようにしました。第二に，内容が体系的であることです。シリーズ全体において，看護教育にかかわる重要な内容を整理してまとめました。第三に，内容が読みやすいことです。幅広い読者層を念頭に，できるだけわかりやすく書くことを心がけました。つまり，役立つという点では良質な実用書であり，網羅するという点では良質な事典であり，読みやすいという点では良質な物語であるようなシリーズを提供したいと考えて作成しました。

　本シリーズが多くの読者に読まれ，読者のもつさまざまな課題を解決し，看護教育の質を向上させる取り組みが広がっていくことを願っています。

「看護教育実践シリーズ」編集　中井俊樹

はじめに

　「看護教育実践シリーズ」は実践での活用を重視したシリーズですが，その第1巻である本書は教育と学習の原理を扱っています。その理由は，教育と学習にかかわる理論や枠組みといった原理を知っておくと，教育を実践する際に応用が利くようになるからです。

　多くの教員はどのように授業を行ったらよいのかという実践に興味や関心をもつでしょう。一方で，抽象的な原理については難しく感じたり，役に立たない印象をもっていたりするかもしれません。

　「どうやってするのか」という実践に直結する問いをもつこと自体は重要です。しかし，「どうやってするのか」だけでは，教員としての成長は限られるでしょう。なぜなら，教員のおかれている状況は個別具体的だからです。教育のおかれている状況にあった望ましい実践のあり方は，その状況の数だけ存在するといえます。個別具体の状況に沿った実践の方法をすべて身につけることは不可能で，実践の方法の基礎となる理論や枠組みをおさえておくほうが現実的です。教員としての経験とともに，理論や枠組を状況にあわせて応用することができます。

　また，「どうやってするのか」だけでは，手段が目的化するおそれもあります。たとえば，「ジグソー法をどうやって取り入れるのか」については，本シリーズの4巻も含めてさまざまな書籍などから知ることができるでしょう。ただし，「ジグソー法をどうやって取り入れるのか」という教員の問いの前提には，「なぜジグソー法を取り入れるのか」という問いがあるはずです。そして，その問いに対しては，「学生の主体的な学習を促して成長を支援したい」という目的があるのではないでしょうか。「どうやってするのか」だけでは，そもそもの目的を軽視してしまうおそれがあります。

　原理というものは，現場の実践と距離があるようにみえます。また，原理が教員のおかれたさまざまな教育の状況に対して直接的な即効薬の

役割を果たすこともないようにみえます。しかし，直面する現象の意味を考えたり，その背後にどのようなメカニズムがあるのかを考えたり，さまざまな現象を整理したり，自分自身の教育に対する信念を考えたりすることに役立つでしょう。原理は教員が効果的に学ぶためには欠かせないものといえます。

本書は，教育活動をよりよくしたいと考える教員に向けて，教育を実践するために重要となる理論や枠組みなどの原理を提供するものです。教育とはどのような活動なのか，学習とはどのような活動なのか，教員とはどのような職業なのか，組織的な教育とはどのようなものなのかを理解することを目的としています。

本書では，できるだけ実践と結びつきやすく，そしてわかりやすく執筆するように心がけました。ぜひ読者の皆さまも，自分の実践での課題と結びつけて読んでいただければと思います。本書を読んだ後に，教育と学習の原理の意義を理解していただける教員が増えることを期待しています。

なお，法令によって在籍している者を，大学と短期大学では学生，専修学校と各種学校では生徒と呼びますが，本書では学生という用語で統一して使用します。また，職員という用語は，法令によって教員を含めて用いられる場合もありますが，本書では教員を含まない用語として使用します。教員を含む場合には，教職員という用語を使用します。さらに，一般的に保健師，助産師，看護師を含めて看護職者と呼びますが，本書ではそれらを看護師という用語で包括的に使用します。

本書の内容の大部分は書き下ろしたものです。しかし，7章の「教育における倫理」のみは，中井俊樹(2019)「大学教員の教育活動における倫理とは」(『教育学術新聞』令和元年5月22日号)を看護教育の文脈にあわせて加筆修正しています。

本書の刊行にあたり，多くの方々からご協力をいただきました。阿形奈津子氏(京都中央看護保健大学校)，上月翔太氏(愛媛大学)，小林忠資氏(岡山理科大学)，近藤麻理氏(関西医科大学)，高橋平徳氏(愛媛大

学），富田英司氏（愛媛大学），豊田久美子氏（京都看護大学），中島英博氏（名古屋大学），服部律子氏（奈良学園大学），福田栄江氏（松山看護専門学校），松原定雄氏（前都立北多摩看護専門学校），水方智子氏（パナソニック健康保険組合立松下看護専門学校），森真喜子氏（国立看護大学校），横山千津子氏（松山看護専門学校）には，本書の草稿段階において貴重なアドバイスや各種資料を提供していただきました。また，佐藤小菜氏（愛媛大学），片山由紀子氏（愛媛大学）には，資料の作成や書式の統一などにご協力いただきました。そして，医学書院の藤居尚子氏，木下和治氏，大野学氏には，本書の企画のきっかけをいただき，長期にわたって本シリーズに対して多岐にわたる有益なアドバイスを伺うことができました。この場をお借りして，ご協力くださった皆さまに御礼申し上げます。

2020 年 5 月

編者　中井俊樹・森千鶴

本書の構成と使い方

　本書は 3 部と付録から構成されています。第 1 部から順に読んでいくことを想定して書いていますが，自分の関心のあるところから読むという使い方もできます。どの章においても内容が章のなかで完結するように心がけて執筆しました。それぞれの内容は以下のようになっています。

　第 1 部では，教育と学習について理解を深めます。そもそも教育とはどのような活動なのか，どのようなときに学習は促されるのか，何によって学習意欲は高まるのか，学生は幅広い領域でどのように発達するのかについて理解することができます。

　第 2 部では，教員の特徴と姿勢について理解を深めます。そもそも教員とはどのような特徴をもった職業なのか，教員の教育活動を支える教育観とはどのようなものなのか，教育における教員の倫理とはどのようなものかについて理解することができます。

　第 3 部では，組織的な教育の体制について理解します。教育の制度がどのようにつくられているのか，カリキュラムとはどのような役割を果たしているのか，学生支援はどのように実践することができるのか，組織的な教育改善はどのように進めればよいのかを理解することができます。

　付録では，教育に役立つ資料として，日本の学校系統図，指定規則が定める教育内容の変遷，教育機関の年間スケジュールの例が収載されています。また，本文中で**生涯学習**のように右肩に ♪ がつけられた用語については，巻末の用語集にその用語の解説を記しています。

目次

第 1 部

教育と学習の基礎

1章

教育の本質と意義

1 教育の世界にようこそ

■1 大きな意義のある活動である

　教育者は，学習者の成長に関与し，その学習者の成長を間近でみることができます。昨日までできなかったことが今日できるようになること，知らなかったことを知って理解できるようになることは，学習者にとって大きな喜びとなります。その学習者の喜びを教育者は分かち合うことができます。また教育の過程において学習者との相互作用により，教育者自身も成長することができます。

　教育は個人の能力を伸ばし生涯を充実させるだけではありません。「教育は国家百年の計」といわれることがあります。中国の古典である『管子』に由来するこの言葉は，教育には長期的な視点が大切であり，社会や国家の未来をつくる役割があることを示しています。個人，社会，国家に影響を与えることから責任が重いですが，教育とはそれだけ意義も大きく，挑戦しがいのある活動なのです。

■2 教育の重要性は社会に共有されている

　今日の社会で教育が重要であることは広く認められています。広く認められているからこそ，教育が社会の制度として確立しているといえるでしょう。教育を受ける権利は，日本国憲法第 26 条において，「すべて国民は，法律の定めるところにより，その能力に応じて，ひとしく教育

を受ける権利を有する」と規定されています。

　教育を受ける権利は，子どもだけでなくすべての国民がもっています。また，成人が教育を受ける権利を保障する制度も充実しつつあります。現在の社会では成人になるまでの一定期間の学習によって，その後の人生に必要なすべての知識や技能を習得することはできません。社会の変化に応じて，あるいは必要が生じたときに，そのつど学習をすることが求められます。人が生涯にわたり学習活動を続けていくことを**生涯学習**🎵と呼び，**教育基本法**🎵をはじめとする各種法令でその充実が推進されています。

🔳 多くの人が教えるという経験をもつ

　教えるという活動は，学校に所属する教員だけが行うものではありません。ピアノ教室，英会話教室，料理教室，スイミングスクールなどでも教育が行われており，学校の教員でなくても，教えることを職業とする人は多数います。

　実は，教えるという活動は，職業にかかわらず多くの人が行っていることです。一度親になれば，自分の子どもに言葉，生活習慣，考え方など，生きていくうえで必要なさまざまなことを教えなければなりません。弟や妹から学校の宿題でわからないところを尋ねられて教えたり，運動や遊び方を教えたりした場面もあるでしょう。あるいは，部活動などにおいて知識や技術を後輩に教えたことがある人も多いでしょう。職場のなかで部下ができたら，仕事の進め方を教えることが求められるでしょう。このように教えるという活動は，日常生活のなかで誰もが行っています。

🔳 教員として教育する

　教員として生徒や学生に教えるのは，一般の人が日常生活のなかで教

えるのとは異なります。なぜなら，教員は，生徒や学生の学習に対して
責任を負う公共性の高い**専門職**だからです。将来を担う学習者を育て
る専門家として，社会から大きな期待が寄せられているのです。

　では，教員にはどのような能力や姿勢が必要なのでしょうか。第一
に，教育への情熱です。教員の仕事に対する使命感をもち，学習者に対
する愛情や責任感をもつことです。教員の情熱がきめ細かい指導や温か
い支援という形で学習者に伝わっていくのです。

　第二に，教育に関する知識や技能です。授業において学習者の学習を
促すには，学習者を理解する力，教育内容に関する深い知識，教育方法
の知識と技能が必要です。また，授業以外にも，学級運営，生活指導，
進路指導，学校行事の運営などにかかわるさまざまな能力が必要です。

　第三に，豊かな人間性です。教員には，学習者の人格形成にかかわる
者として，常識，教養，社会性，高い倫理観などを備えていることが求
められます。

　このような能力や姿勢は長い教員生活のなかで徐々に身につけていけ
ばよいわけではありません。なぜなら，教員は一度教壇に立てば1人の
教員としてほかの教員と同等に扱われるからです。教員になったばかり
だからといった言い訳はできません。1年目から一人前の教員として実
践できるように準備することが求められる社会的責任のある職業なので
す。

2　教育とは何か

❶ 教育は人間に固有の活動である

　教育とは何かという問いを考える前に，人間とは何かという問いから
始めてみましょう。なぜなら，学習によって獲得された能力を次の世代
に伝えていくことができるのは，動物のなかで人間だけだからです。教
育は人間の固有の活動であるといえます。

なぜ人間だけが教育を行うことができるのでしょうか。それは人間の生物学的特徴が大きく関係しています。人間の生物学的特徴の1つに、ほかの生き物と比べて非常に弱い存在として生まれるという点があります。子馬や子牛は生まれて1時間程度で立ち上がり、しばらくすると走ることもできます。一方、新生児は、すぐに立ち上がったり歩いたりすることができません。二足歩行や言語の使用などは、親や周りが言葉をかけたり、みせることによって子どもが真似をするという脳の仕組みによって生後1年近く経ってようやく獲得されます。ほかの哺乳類と比較して、人間は1年ほど早産であるという**生理的早産説**を提唱する研究者もいます（ポルトマン　1961）。つまり、人間は生まれた後で、親や周りからの教育を受けながら徐々に生きていくために必要な能力を獲得していくのです。

　また、大きな脳も人間の生物学的特徴です。ほかの霊長類と比較して、人間は約3倍程度の大きさの脳をもっています。この大きな脳によって人間は固有の能力をもつことができます。その代表が言語能力です。人間は生後獲得した言葉や文字を使って物事を伝えたり効果的に学ぶことができます。こうした生物学的特徴によって、人間だけが教育という営みに携わるようになったのです。

2 教育者と学習者の相互作用である

　教育は学習者の人間形成を支援する行為です。そのため、教育を受ける対象である学習者の存在が教育活動の前提になります。学ぼうとする者が存在しないと教育は行えないのです。また、教育がうまくいったかどうかは、学習者の学習が促されたかどうかや学習成果が高まったかどうかによって判断されます。したがって、教育者自身はよい教育をしたと考えていたとしても、学習者の学習につながっていなければ教育は成功したとはいえないのです。

　教育は、教育者と学習者の相互作用です。したがって、学習者の学習

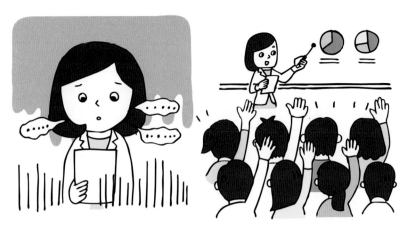

学習者の存在が教育の前提

を促すためには，どのような原理で人が学習するのか，どのような方向に学習者を導けばよいのか，どのような学習方法で学習効果が高まるのか，どのように学習者の学習成果を評価したらよいのかといった知識を身につけることが教育者に求められます。

❸ 学習は学習者の主体的な活動である

　教育とはどのような活動なのかを考えるためには，学習とはどのような活動なのかを考える必要があります。学習は，学習者の受け身の活動ではなく，主体的な活動です。教育者の一方的な考えで学習者の学習を支配すべきものではありません。

　そもそも，学習は必ずしも教育者の存在を必要とはしていません。人は生まれながらにしてさまざまなことを自ら学習する能力をもっています。たとえば，乳児が立ち上がって歩くことや親の真似をして簡単な言葉を話すようになることは，自ら学習した結果ということができるでしょう。興味関心や必要性に応じて，さまざまな経験を通じて誰もが日

常生活において学習しているのです。

　一方で，人が1人で学べることには限界もあります。たとえば，親の真似だけでは文章構成力をつけるのは難しく，国語の授業などで教えられるほうが効果的です。また，外国語の学習をするときには，独学よりも専門家から教えてもらうほうが早く習得できるでしょう。教育者がいることで，より効果的な学習が促されるのです。

　主体的な学習には学習者の意欲が不可欠です。「馬を水辺に連れて行くことはできても，水を飲ませることはできない」ということわざがあります。周囲の人間が準備しても，本人にその気がないと無駄であることを意味したものです。これは教育においてもあてはまります。教育者が学習者にどれだけ学習を強制しても，学習者の意欲が低ければ，望ましい教育にはならないでしょう。学習者自身が知りたい，学びたいという気持ちをもって主体的に学習に向かってはじめて，教育は意味のあるものになるのです。

❹ 教育には学習の動機づけが含まれる

　教育は学習者の学習を支援する行為ですが，学習者が気の向くままに行うような学習を支援するものではありません。それでは，学習者が学習に向かおうとしない場合は，教育者は何もできないのでしょうか。

　そんなことはありません。学習者に意欲がなければ，教育者が学習者へ動機づけを行い，学習意欲を高めることができるでしょう。学習者が自ら学習へ向かう状況をつくることが教育者には求められます。そのような状況に導くことも，教育には含まれているのです。

　教育は教育者の思う通りに一方的に進めるべきものではありません。他方，学習者の思う通りに一方的に進めるべきものでもありません。この両者の思いに緊張関係があることが，教育の本質的な難しさといえます。同時に，この緊張関係を理解したうえで，学習者の主体的な学習を支援する行為こそが，教育において重要なことなのです。

5 教育は次世代に文化を継承する

　現在の私たちが生きている社会は，これまでの世代の人々から引き継がれてきた文化のうえに成り立っています。教育は次の世代に文化を引き継いでいく効果的な手段です。人は学習したことを他者に教育することで，それを次の世代に引き継いでいきます。つまり，教育が社会をつくっているのです。

　身近な例で考えてみましょう。あなたが日頃何気なく利用しているオンラインショッピングは，電気，コンピュータ，インターネット，クレジットカード，流通網，法整備などの発明や発展によって成立しているのです。これまでの無数の人々によって生み出されてきた知識が，教育によって引き継がれてきた結果といえます。

　このように世代間で脈々と行われてきた教育によって，現在の社会が成り立っています。これまでの世代が生み出してきた知識や文化を，教育を通して継承しつつ，次の世代の社会がよりよくなるように新たな知識をつくりだし，伝えていくことが私たちに求められているのです。

3　教育の目的とは何か

1 何のために学ぶのか

　人は何のために学ぶのでしょうか。「先生にほめられたいから」「やらないと親に叱られるから」「周りもやっているから」のように他人からの評価が気になる人もいるでしょう。また，「自分が目指している職業に就きたいから」「海外で生活してみたいから」「他人の役に立つ人間になりたいから」など将来の自分の夢や目的を語る人もいるかもしれません。

　そもそも学習に目的は必要なのでしょうか。「何のために学ぶのか」という問いは，学習を何らかの目的を達成するための手段とみなすことを前提としています。学習は本当に何かの手段にすぎないのでしょうか。

新しいことを知るとき，胸を躍らせる気持ちを経験したことはないですか。学習は遊びや趣味と似ている側面があります。遊びや趣味は，それ自体が目的です。「何のために友達と遊ぶのか」「何のために音楽を聴くのか」という問いに違和感があるように，「何のために学ぶのか」も本来おかしな問いだということもできるでしょう。学習とは，手段にも目的にもなりえる活動なのです。

2 人間形成を目指す

では，教育はどのような目的をもっているのでしょうか。教育には一定の意図があります。「立派な大人になってほしい」「個性を伸ばしてほしい」「社会のなかで活躍してほしい」「国や世界の発展に寄与してほしい」などのさまざまな考え方がそこにはあるでしょう。

教育は，人間が自分らしい存在として発達するために行われるものです。一方的に教員や権力者の考える鋳型にはめ込んでいく活動ではありません。また，体罰などを通して学習者を萎縮させる活動でもありません。教育は，自立して主体的に生きていく力を1人ひとりの人間が獲得できるようにする人間形成の営みなのです。

教育制度においても教育がもつ人間形成の重要性が示されています。教育基本法の第1条には，「教育は，人格の完成を目指し，平和で民主的な国家及び社会の形成者として必要な資質を備えた心身ともに健康な国民の育成を期して行われなければならない」と記されています。人格の完成という言葉に示されているように，人としての全面的な発達が教育の最も根本的な目的です。多くの看護教員が，「学校での教育の目的は看護師を養成すること」と考えるかもしれません。しかし，看護教育を通して人格を完成させる使命があることを考えると，**カリキュラム**や自己の教育活動，学生の見方が少し変わるのではないでしょうか。

3 職業生活を準備する

　中等教育や高等教育においては，職業生活への準備が教育目標のなかで重要視されます。多くの看護教育機関の学校種である専修学校は，「職業若しくは実際生活に必要な能力を育成し，又は教養の向上を図ること」を目的とした学校として**学校教育法**に位置づけられています。

　中世に誕生した大学も，当初の設立目的は職業生活の準備でした。中世の大学には，文法学，修辞学，論理学，算術，幾何学，天文学，音楽から構成される教養諸科を学ぶ基礎学部のうえに，神学，法学，医学の上級学部がおかれていました。当時の大学は，聖職者，法曹，医師といった専門職を養成することが目的だったのです。

　現在の看護師を養成する大学でも，卒業後の職業生活を準備するために，教育内容は基本的に職業において必要となる知識で構成されています。それらをカリキュラムに反映させ，多くの学生を効率的に教育するという仕組みをとっています。また，教室内では学べない内容については，実習として看護実践の場などで学ぶ仕組みがあります。

　看護学生にとっては，卒業および国家試験の合格，ひいては将来の職業生活が教育機関で行われる教育に直接的に関連します。そのため，学習に対して強い動機づけが働くことになるでしょう。

4 学問の方法を身につける

　職業を志向するだけでなく，学問を志向することも教育の目的になります。自分で問いを設定して，学問分野の方法に基づいてその答えを明らかにしていくという研究は，高等教育ならではの知的活動といえます。

　学生に研究を体験させることは，大学の長い歴史のなかでも当初から行われていたわけではありません。中世における大学教育は，職業教育もしくは教養教育でした。大学に研究を取り入れたのは，1810年に創

設され近代大学のモデルとなったベルリン大学であるといわれています（潮木 2008）。ベルリン大学における研究と教育の統一の理念は，**フンボルト理念**✱と呼ばれます。探究学習，実験，卒業研究などは，フンボルト理念をカリキュラムのなかで具体化したものと理解することができます。

　学生が研究を経験することは，研究のおもしろさと厳しさを，身をもって実感することにつながります。また，研究を経験することで，知識に対する立場が変わります。つまり，知識に対する受動的な消費者という立場から能動的な生産者という立場になるのです。研究活動は，専門職にとって専門的知識を創造し共有する重要な手段であるため，看護師や教員にとって重要なものと位置づけられています。

2章 学習の原理

1 学習とは何か

■ 学習の特徴を理解する

学生がより効果的に学習するように教育を行うには，学習とは何で，どのように生じるのかについて理解する必要があります。そこで，学習に関する一般的な定義を参照しつつ，その特徴を確認しましょう。

学習に関する広義の定義として，「練習や勉学といった体験の結果として生じる行動や能力の永続的な変化，あるいは知識，行動パターン，能力の獲得プロセス」(鹿毛 2013)というものがあります。この定義から読み取れる学習の特徴として，次の2点が挙げられます。第一に，「練習や勉学といった体験の結果として」という部分から，学習者を導く教育者や，学習者の学ぼうとする意図が存在しなくとも学習は生じることがわかります。看護学生は，授業を通じて医療や看護に関する知識を身につけますが，日常生活のなかで医療に触れる経験を通じて医療や看護に関する理解を深めることもあるでしょう。第二に，学習は一時的な変化ではなく，「永続的な変化」であるということです。どれだけ持続すれば「永続的」といえるのかについては明確に示されていませんが，たとえば，一夜漬けや病気などによる一時的な行動・能力の変化は学習とは呼びません。永続的な変化や変化していく過程を学習と呼ぶのです。

❷ さまざまな立場から学習をとらえる

　何を学習ととらえるのかについてはさまざまな考え方があります。その学習のとらえ方は学習観と呼ばれ，代表的なものに，**行動主義的学習観**，**認知主義的学習観**，**構成主義的学習観**という 3 つの分類があります。

　これらの学習観は，いずれかが正しく，いずれかが誤っているという性質のものではありません。いずれの立場も学習の一側面をとらえており，学習者がよりよく学ぶうえで重要な知見を提供しています。学生に対して学習をより効果的に促したいと考えるならば，学ぶ目的や内容に応じて適切な学習観を踏まえながら，学生に対する働きかけ方を検討することが重要です。以下では，3 つの学習観がどのようなものであるのかについて概観します。

（1）行動主義的学習観

　心理学が 19 世紀後半に成立した当初，人間の思考を理解するため，その人自身の思考のありようを直接的に尋ねる**内観法**という方法を用いていた時代がありました。しかし，こうした方法が被験者の主観に拠っているという批判から，1910 年代に科学としての心理学の確立を目指して，行動主義という立場が生まれることになりました。人間の内面を科学的に検証することが困難であると考え，外面に現れる観察可能な行動の変容に注目するようになったのです。

　このような行動主義の立場からは，学習は「経験による比較的永続的な行動の変容」（子安 1990）ととらえられます。行動の変容とは，特定の刺激に対して，何らかの理由で以前と異なる反応をとるようになることと表現できます。

　次のような例を考えてみましょう。授業の予習や復習に真面目に取り組んでいた学生がいます。予習や復習の結果，授業中に投げかけられた教員からの**発問**に対して，学生は適切に答えることができました。そ

の結果，教員から回答の内容をほめられ，学生はより積極的に授業の予習や復習に取り組むようになったのです。

　この場合，教員からほめられたという出来事によって，予習や復習という行動を強化することができたと考えられます。ここでいう強化とは，特定の刺激と反応の結びつきが強まることを意味します。一方，授業中の学生の私語を注意することで，私語という行動を抑制することができます。このように，特定の刺激と反応の結びつきが弱まることを弱化といいます。行動主義の立場では，このようなプロセスを通じた行動変容を学習ととらえるのです。

(2) 認知主義的学習観

　行動主義的学習観に代わる考え方として登場したのが，認知主義的学習観と呼ばれるものです。行動主義的学習観は，人間の内面が科学的に解明不可能なブラックボックスであるという前提に立っていました。しかし，コンピュータの発明を背景として，ブラックボックスと考えられていた人間の思考を情報処理システムの一種としてとらえ，その仕組みをモデル化することが試みられたのです。その結果，1950 年代には認知心理学という分野が確立します。

　認知心理学の立場から学習は知識獲得として表現されます(市川 2011)。人間の思考を情報処理システムの一種としてとらえることから始まったこともあって，認知心理学の初期における研究の関心は主に記憶システムの構造に注がれました。たとえば，人間の記憶には短期記憶と長期記憶があることは今でこそ広く理解されていますが，認知心理学の研究成果の 1 つなのです(Waugh and Norman 1965)。

(3) 構成主義的学習観

　1980 年代以降には，構成主義的学習観と呼ばれる新たな学習のとらえ方が登場しました。この新たな学習観は，字義の通り，哲学や社会学における構成主義の影響を受けて生まれたものです。構成主義とは，社

会に存在する物事や現象が，不変のものとしてそこに存在しているわけ
ではなく，環境との相互作用を通じて創造されていくものだという立場
です。そこから転じて，学習を個人に閉じられた活動としてではなく，
社会的な活動としてとらえるようになったのです。

　構成主義の立場から学習は，①学習者自身が知識を構築していく過程
であり，②知識は学習者のおかれた状況に依存しており，③学習が社会
における人と人の相互作用を通じて行われるものとして説明されていま
す(Resnick 1989)。

　構成主義的学習観に関する著名な研究に，服の仕立屋や海軍の操舵
手，肉の加工職人などの伝統的な**徒弟制度**を研究対象として，どのよ
うに学習が行われるのかを明らかにしたものがあります(レイヴ・ヴェン
ガー 1993)。その研究では，学習を「実践コミュニティへの参加の過程」
と表現し，実践コミュニティにおいては，新参者に小さな役割を与える
「周辺的参加」の段階から，古参者として中核的な役割を果たす「十全参
加」の段階へと移行を遂げつつ，当該社会における文脈に応じた振る舞
い方を学んでいくことが明らかにされています。実践コミュニティに対
するこのような参加の仕方を，**正統的周辺参加**と呼びます。学生が在
学中に経験する臨地実習や卒業後の成長のプロセスは，実践コミュニ
ティに対する正統的周辺参加の機会としてとらえることができるでしょ
う。

　構成主義の立場からすれば，学習者がおかれた環境そのものを通じて
学習は行われます。教育内容を充実させるだけでなく，教育機関全体の
環境を整えることが，学生の学習につながることを私たちは認識する必
要があるでしょう。

2 知識習得のメカニズムを理解する

■1 知識の種類を理解する

これまでの説明のなかで，知識という言葉を何度か使ってきました。それでは，そもそも知識とは何でしょうか。知識という言葉は，日常会話において誰もが頻繁に耳や口にするものですが，その意味を説明することが実は難しい言葉でもあります。

認知心理学の登場以降，知識の獲得は学習における主要な目的であったといえます。実際の看護教育を想定しても，さまざまな教育活動のなかで知識の獲得を目指しています。そこで，知識とは何かについて改めて考えてみましょう。

知識は大別すると，**宣言的知識**と**手続き的知識**の2つの種類に分けられます（Anderson 1982）。宣言的知識とは「AはBである」というような形で説明される概念や事実に関する知識であり，手続き的知識とは事物の操作・手順に関する知識のことです。

たとえば，静脈血採血について考えてみましょう。静脈血採血を安全に実施するためには，静脈がどこにあり，その周囲にどのような神経が存在するかなど，解剖学に関する宣言的知識を覚えていなければなりません。同時に，患者の安全に配慮して注射針を刺すという行為に関する手続き的知識をもっている必要があります。

手続き的知識は，看護師としての経験を重ねていくにつれて，意識されなくなっていくものと考えられており，そのような状況を自動化と呼びます。静脈注射を行う際には，皮膚に対して15〜20度の角度で注射針を刺入するものと教えられますが，一定の経験を積んだ看護師であれば，毎回の注射の際に角度を1回1回確認しなくても自然に注射を行えるのです。

❷ 記憶のメカニズムを理解する

　実際に知識はどのようにして個人のなかに獲得されていくのでしょうか。知識を獲得するということは，別の言い方をすれば，記憶するということでもあります。そこで，人間が記憶するメカニズムについて確認しましょう。

　記憶には，①記銘，②保持，③想起という3段階のプロセスがあります。記銘とは，視覚や聴覚などを通じて入力された刺激を意味のある情報として認識し，一時的に覚えることです。保持とは，意味のある情報として認識された情報を失わないように蓄積することです。想起とは，保持した情報を思い出すことです。たとえば，以前に経験したことを言語や動作などによって再現することなどが含まれます。なお，記銘した情報が保持には至らない，もしくは，保持していた情報を失い想起できなくなることがあります。こうした状況を忘却といいます。

　人間の記憶は，コンピュータの情報処理システムを踏まえつつ，モデル化されています。図2-1は，記憶の二重貯蔵モデルと呼ばれる代表的なモデルです（Atkinson and Shiffrin 1971）。人間は，外部からの刺激を意味のある情報として認識して記銘する際に，視覚や聴覚などの感覚を受けとる器官を通じて，情報を短期貯蔵庫に一時的に保管します。これが短期記憶です。さらに，一部の情報については，記憶を統制するためのプロセスを通じて，長期貯蔵庫に保管する，もしくは失うといった処理が行われます。長期貯蔵庫に保管されることによって，情報は長期間にわたり保持されることとなります。これが長期記憶です。なお，短期貯蔵庫に保管されている情報は，統制プロセスを通じて検索され，必要に応じて活用されます。

❸ 学習にはリハーサルが必要

　学生に対して教えたことが，短期記憶にとどまるだけで，すぐに忘れ

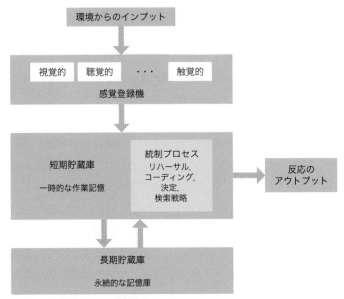

図 2-1　記憶の二重貯蔵モデル

Atkinson and Shiffrin（1971），p. 3b より筆者訳出

去られてしまっては意味がありません。情報を短期貯蔵庫から長期貯蔵庫へと転送し，さまざまな場面で想起できる状態にする必要があります。ここで，記憶を定着させる際に重要とされているのが，リハーサルです。リハーサルとは情報を反復することを指しますが，次のような種類のものが存在します。

　1つ目は維持リハーサルです。たとえば，私たちが漢字を暗記する際に，何度も読み方を口にしたり，紙に書いたりする行為が該当します。維持リハーサルは，短期貯蔵庫にある情報保持の期間を延長させるという点で効果があります。

　2つ目は精緻化リハーサルです。ある事項について覚える際に，その事項に関連する情報を付加したり，もっている情報と関連づけたりすることを指します。たとえば，静脈注射に関する情報を記憶する際に，こ

れまでに学習した解剖学や生理学の知識と関連づけたり，皮下注射や筋肉注射に関する知識との対比を行いそれぞれの違いを整理したりすることなどが該当します。精緻化リハーサルは，ある事項に関して想起する際に，関連する情報がそれを助けてくれることから，情報を長期記憶として保持するうえで有効とされています。

　教育活動のなかに維持リハーサルおよび精緻化リハーサルが行われる機会を意識的に組み込んでいくことで，知識が学習者の記憶として定着するのです。

▉4 学習は既有知識に影響される

　記憶というと情報が空の倉庫に徐々に蓄積されていくといったイメージを抱くかもしれません。しかし，生まれたての新生児でない限り，学習者はこれまでの生活経験や学習経験を通じて，物事について一定の知識をもった状態で学ぶことが一般的です。こうした学習者の既有知識は，新たに学ぶ知識を意味づけるという形で学習に影響を与えます。

　たとえば看護学生は，高校までの学習，自身や家族などが医療を利用した経験，医療に関する書籍や報道などを通じて，医療や看護に関する知識をあらかじめもっているはずです。こうした既有知識を活用しつつ授業を展開すれば，学生自身の興味を喚起し，理解を促進させることが可能です。

　しかし，経験から得られた物事に対する理解は，授業で教えられる系統的な科学的知識とは食い違う場合もあります。科学的知識と比べて誤った理解のことを**誤概念**と呼びます。既有知識は学習を促進する場合もあれば，阻害する方向へと作用する場合もあります。

3 熟達化のプロセスを理解する

■1 熟達化とは何か

　長期記憶として知識が定着しても，看護学生の学習は完了したとはいえません。臨床におけるさまざまな場面では，適切な知識に基づいた迅速で妥当な判断を下したり，十分に鍛えられた技能やそれに関連する知識に裏打ちされた適切な処置を行うなど知識を応用することが求められます。つまり，単純に理解したという段階と臨床において優れた看護実践を行うという段階の間には隔たりがあるのです。

　こうした隔たりがどのようなものであるのかをとらえるうえで有効な概念として，**熟達化**♪が挙げられます。熟達化とは，物事を理解したという状況から何かを判断したり行為を行うことに長けるようになるまでのプロセスのことを意味します。

■2 熟達者の特徴を理解する

　何かに熟達した人物，つまり熟達者とは，どのような特徴をもつのでしょうか。さまざまな研究成果から，次のような特徴が挙げられます（松尾 2006）。

　第一に，熟達者が優れているのは，自らの関係する特定の領域のみに限られることが挙げられます。すなわち，すべての領域に通用する能力を備えているわけではないということです。

　第二に，特定の領域に関する重要な概念や課題の解決方法についての構造化された知識をもっていることが挙げられます。これにより，熟達者は，必要な知識を必要な場面で取り出すことができます。さらには，現実のさまざまな状況における膨大な情報群のなかから意味のあるパターンを見出すことができます。

　第三に，解決すべき課題について深いレベルで理解し，他方で課題解

決に向けた行動を迅速にとることができることが挙げられます。これは，熟達者が，ある領域に関する原理や原則についての体系的な理解を有していることに加え，課題解決に必要となる技能が意識せずとも自然と発揮される自動化の状態にあることによるものです。

第四に，優れた自己モニタリングスキルをもつという点が挙げられます。つまり，何か失敗した場合であっても，自らの失敗を客観的に観察する**メタ認知**の視点をもち行動を修正し，課題解決にあたることができるのです。

3 熟達化の段階を理解する

初心者から熟達者に至るまでにはいくつかの段階があるといわれています。表 2-1 は，それらの段階を 5 つに分けて示したドレイファス・モデルと呼ばれるものです（Dreyfus 1981）。

表 2-1 では，初心者から熟達者に至るまでの段階で，どのような能力をもっているのかについて，列ごとにまとめてあります。熟達化の初期の段階では，直面する課題について，個別の要素ごとに分析的な理解を行い，その特徴を把握できません。しかし，熟達者に近づくに従って，徐々に全体的な状況を把握したうえで，課題の特徴を理解できるようになるのです。さらに，課題の解決に向けた意思決定に関しては，当初は既有の知識や経験に依拠した合理的な思考に基づいてなされます

表 2-1 ドレイファスによる熟達化の 5 段階

	初心者	新人	一人前	中堅	熟達者
要素の把握	非状況的	状況的	状況的	状況的	状況的
特徴の把握	なし	なし	あり	あり	あり
全体的状況の把握	分析的	分析的	分析的	全体的	全体的
意思決定	合理的	合理的	合理的	合理的	直観的

Dreyfus（1981），p. 25 より筆者訳出

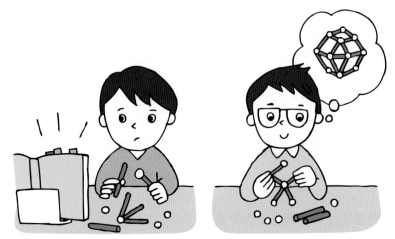

初心者はパーツを確認しながら作業，熟達者は完成形をイメージしながら作業

が，熟達者に至ると，むしろ直観的に何をすべきかを判断するようになるのです。

　看護学の理論家であるパトリシア・ベナーは，臨床看護の実践技能の習得段階について，ドレイファス・モデルを参考に「初心者」「新人」「一人前」「中堅」「達人」の5段階に分けました（ベナー 2005）。最も熟達した達人の段階にある人は，卓越した経験知をもっており，それをもとに全体の状況やどのように対応すべきかを直観的にとらえることができるといわれています。

④ 熟達者のモデルを理解する

　これまで説明してきた熟達者については，いくつかの種類が存在すると考えられています。1つの分類は，**定型的熟達者**と**適応的熟達者**です（坂元編 1983）。定型的熟達者とは，ある決まった課題状況において，効率的で正確な行動がとれるという意味で高い課題解決能力をもっている熟達者です。他方で，適応的熟達者とは，課題状況が多少変わっ

たとしても，もっている手続き的知識を組み替えたり，拡張することによって，新たな状況にも対応することができる熟達者です。このように学習したことが異なる状況に活用されることを転移といいます。

　看護師には，素早い迅速な判断と正確な行動が求められるという意味では定型的熟達者としての役割が求められます。同時に，まったく同じ状況が生じることのない臨床において新たな状況に対応するため，適応的熟達者としての役割も求められます。

　もう1つの分類に，2種類の専門家を表す**技術的熟達者**🖋と**省察的実践家**🖋があります（ショーン 2007）。技術的熟達者とは，専門的で高度な知識や技能を身につけており，それに基づいて，目的を達成するために，どのような方法が有効かを決定し実施する専門家です。技術的熟達者には，一般的にあてはまる知識や法則を適用し課題を解決できるようになるための学習が求められます。他方，省察的実践家は，複雑で一度きりの場面や文脈のなかで，適切に判断し行動して，学んでいくことができる専門家です。省察的実践家には，経験とその振り返りを通して学習することが求められます。

　看護師という**専門職**🖋は，この両方の専門家の要素を備えておく必要があります。患者の課題を解決するためには，高度な知識や技能を適切な方法で実施できなくてはならないと同時に，場面や文脈に応じてそのつど考え対応する必要があるからです。そのため，看護教育機関では，技術的熟達者の基礎をつくるための体系的な知識の習得と，省察的実践家の基礎をつくるための現場での**体験学習**🖋とその振り返りが**カリキュラム**🖋のなかに組み込まれているのです。

⑤ 熟達化に向けて学習する

　熟達者を育成するためには，長い時間が必要です。たとえば，学生時代には真面目に学び優秀であっても新人看護師として臨床に出たときは，一人前には遠く及びません。このことからも自然に想像できるよう

に，熟達者に至るまでには多くの経験が必要となり，多くの経験を積むためには，一定の時間が必要なのです。

　なお，熟達には領域固有性という考え方があり，同じ看護師であっても担当する領域が変われば経験の積み直しが必要となります。たとえば，内科病棟で一人前であった看護師が ICU にはじめて異動した場合は，異動前の職場と同じような行動や思考が難しくなるのです。

　一般的に，各領域の熟達者となるためには，10 年ほどの経験が必要だとされています(Ericsson 1996)。これを**熟達化の 10 年ルール**♪と呼ぶこともあります。それゆえ，熟達者を育成するためには，少なくとも，卒業後の職業生活や継続教育なども視野に入れて考える必要があるのです。

　熟達者になるためには，経験の量だけでなく，経験の質も重要です。このときに必要といわれているのが，よく考えられた実践と呼ばれるもので(Ericsson ほか 1993)，次に挙げるようないくつかの要素があります。

　まず，課題が適度に難しく，かつ，明確であることです。たとえば，初心者に熟達者がみせる看護技術を真似させても，学習が促進されないことがあります。それは，熟達者のみせる看護技術がスムーズであると，どのような宣言的知識や手続き的知識が目の前で展開された看護技術に関連しているのか理解しにくいためです。したがって，熟達者による実践の後あるいは途中で，熟達者が考えていること，目線や手の動きなどについて解説を加えることにより，初心者は理解しやすくなります。

　次に，実行した結果に関して，その成否などに関する**フィードバック**♪があることです。さらに，課題を何度も反復することができ，かつ，以前に誤ったことについて修正する機会があることも重要です。

6 自分自身で学習を進める

　学生の将来の熟達化を踏まえると，看護教育機関では生涯にわたって

学習することができる土台をつくる必要があります。指導者や先輩がいるとはいえ，教育の専門家がいない職場で，自分自身で学習していく姿勢と方法が重要になるでしょう。

　その際に参考になる学習のモデルが**自己調整学習**です。自己調整学習とは，「学習者が，動機づけ，学習方略，メタ認知の3要素において自分自身の学習過程に能動的に関与していること」と定義されています（伊藤 2008）。定義に明確に示されているように，動機づけ，学習方略，メタ認知の3要素を学習者が備えることで，自己調整学習は可能になります。

　動機づけとしては，学習意欲を高くもち，自分で学習できるという**自己効力感**を身につける必要があります。学習方略としては，学習を効果的に進めるための方法を身につける必要があります。そして，メタ認知としては，自ら学習目標を設定し，学習がどのように進んでいるのかを把握し，学習成果を自己評価しながら自分の学習をコントロールすることが求められます。生涯にわたって自ら学んでいく力をどのように学生に獲得させるかという点で自己調整学習の知見は役立つでしょう。

| コラム | **臨床現場で大きく成長した卒業生** |

　学生のなかには，学習活動にほどほどに取り組み，それなりの成果に満足するタイプがいます。何ごともさほど苦労することなくうまくこなせることから，学習能力は比較的高いのではないかと考えられます。積極的に学習すればもっと伸びるのにとこちらが歯がゆく思うことがあります。そのような学生は身近な教員の間では「省エネ学生」と呼ばれています。

　臨地実習指導者となったAさんも，在学中は典型的な「省エネ学生」でした。自己学習ノートや実習記録の記述量はそれほど多くなく，彼女がどんなことを感じたのか，何を学んだのかが十分伝わってきませんでした。質問すると口頭ですらすらと答えることができるため必要な知識は身についているようでした。患者とのかかわりもケアも上手にできており，学びとっていることはたくさんあったようでした。し

かし，ノートや記録にはそれが反映されておらず，もっと具体的に書くようにと何度も指導した記憶があります。

　そんなAさんが臨床で学生指導をする姿をみて，学生時代の彼女のイメージが大きく変わりました。Aさんは実習ごとにその実習の目的や目標，流れを確認し，自分に求められていることを考え，実習担当教員である筆者に必ず確認します。また，受け持ち患者の生活状況や疾病・治療の経過と，学生個々の特徴を踏まえたうえで，学生の指導計画を考えているのです。用意した学生指導用ノートには，簡潔ながら指導の目標や指導経過，評価が記されています。患者の状況や学生の希望を踏まえ，学生の援助の可否や優先順位を考えながら，複数の学生の指導を効率よく進めます。学生をよく観察し，学生それぞれに今学ぶべき課題を示し，最小限の時間・最短のルートで目標を達成できるように導きます。どんな資料をみれば今必要な知識が得られるのか，どんな方法で実施すれば技術習得につながるのか，具体的な学習資源を学生に伝え，学習させるのです。

　実習指導の合間に，彼女はこんなことを話してくれました。「私は学生時代に先生方に言われたことの半分ぐらいしか勉強しませんでした。そのときは必要ないように思えたし，きっと頭にも入らなかったと思います。就職してから，必要だと思うことは何でも懸命に勉強して，それが実際に役立ったり，患者さんのケアにつながったりするのがわかったら勉強することが楽しくなったのです。学生にも，学んだことが役に立つということを実感してもらいたいと思っています」。

　教員は，テストの結果や実習記録など目に見えるもので学生の学習成果を判断しがちです。しかし，真の学習が成立するのは必要に迫られたときです。本当に看護師として必要な能力や姿勢を身につけられるのは，患者の前に立ったとき，有資格者として責任ある立場になったときなのでしょう。実際の臨床現場でどのように成長するか，教員には測り知れない伸びしろを学生はもっているのです。　　（嶋﨑和代）

3 章
学習意欲の原理

1 学生の学習意欲を理解する

1 意欲は学習を推進する

　学習意欲は，学習者が学習を進めるうえでの原動力です。学習意欲が高まれば，学習者が積極的に学ぶようになり，結果的に高い学習成果につながります。しかし，どのような状況でも学習者の意欲を必ず向上させるような万能な方法は残念ながらありません(鹿毛 2013)。なぜなら，学習意欲は複雑で微妙な心理現象であり，学習意欲を高める要因を単純に特定化することができないからです。実際，頑張りや成長を認めるさりげない一言で学習者の意欲が向上することもあれば，ちょっとした他人の言葉やため息によって低下することもあります。

　学習意欲を高める万能の方法はありませんが，学習意欲に関するさまざまな原理を理解することで，学習者の意欲という複雑な心理現象を理解し，学習意欲を高めるための視点を確実に増やすことができるでしょう。

2 学習意欲は伝染する

　人の不幸な話を聞いたり映画をみたりするときに自分のことのように感じたり，感情移入して泣いてしまう経験はありませんか。一般的に，もらい泣きと呼ばれるものです。このように他人の感情が無意識に自分の感情に同調する現象を**感情伝染**と呼びます(鹿毛 2013)。

教室でも感情伝染は起きています。学習者は教室のなかで相互にかかわり，そのかかわりによって生じる多様な経験を通して学習しています。そのため，個々の学習者の感情も伝染し，集団全体に影響することがあるのです。学習意欲は個々の学習者の問題だけではなく，学習者間の相互作用の問題でもあるのです。

　たとえば，高い学習意欲をもった学習者はほかの学習者にもよい影響を与えます。実習や国家試験に向けて学生全体の士気が高まることがあるでしょう。また，学生の意欲に刺激され，教員自身も熱意をもって指導をすることができます。これらも感情伝染と考えることができるのです。

❸ 教員の期待は学習意欲や学習成果に影響を与える

　学生は教員の期待に対し敏感に反応するものです。教員の期待は学生の学習意欲や学習成果に影響することが知られています。それは，**ピグマリオン効果**🔖と呼ばれる現象です。教師が学生の能力と伸びしろへの期待から，声かけや指導回数が増えて，教員の期待通りの結果に学生が導かれるというものです。学生生活の様子や成績などの結果から判断して，この学生は期待できると判断すると，教員は何とかしたいという思いをもちます。懸命に向き合った結果，その学生が著しく成長したという経験はあるのではないでしょうか。

　一方で，注意しなければならないのは，**ゴーレム効果**🔖という現象です。ゴーレム効果とは，期待しない学生に対して，教員が厳しい指導や叱責をしがちになり，温かい交流が減ることによって，学生の学習意欲や学習成果を低下させてしまうことです。学生の言葉や行動から，「この学生は看護師としてふさわしくない」と感じながら指導をしているときには，それが学生にも伝わります。ゴーレム効果は周りの学生たちにも影響を及ぼす場合もあります。叱責をたびたびに受ける学生を目の当たりにすることにより，友人間でも「あの学生は学習に苦労している人」

というレッテルを貼るようになり，その学生との関係にも大きな影響を与えてしまうでしょう。

2 外発的動機づけと内発的動機づけを理解する

❶ 報酬と罰は意欲を高める

　子どもの頃「次のテストの成績がよかったらおもちゃを買ってあげる」と言われた経験はありませんか。また，「親に叱られたくないからテスト勉強をしよう」と思った経験をもつ人もいるでしょう。このように報酬と罰による動機づけを**外発的動機づけ**といいます。外発的動機づけに基づくと，学習は目的を達成するための手段と考えることができます。

　外発的動機づけにはさまざまなものがあります。学生は小テストの結果が最終的な成績に反映されることを知ると，小テストに向けた学習に熱心に取り組むでしょう。実習において患者などから感謝の言葉が伝えられたり，師長からほめられたりすることは，学生にとって学習の励みになるでしょう。

　また，自分自身に対して外発的動機づけを活用して意欲を向上させることもできます。たとえば，試験に合格したら欲しかったバッグを買おうと決めて学習への意欲を保つといった活用です。

❷ 興味関心や向上心は意欲を高める

　一方，人は自分の内側の興味関心や向上心から意欲をもちます。それを外発的動機づけと対比して**内発的動機づけ**と呼びます。

　「好きこそものの上手なれ」といわれるように，好きなことに対しては，自らが努力をし，自然と上手になります。この分野をもう少し知りたいから文献を読む，この問題を解くことが楽しいから学習するなど，

内発的動機づけは知的好奇心が鍵となるのです。

　人はさまざまな場面で興味関心を高めます。人は問いを与えられると答えを知りたいと考えます。「歳をとると血圧が上がるのはなぜでしょう」「その看護師の行動のよかったところは何だと思いますか」といった教員の**発問**♪によって学生は，答えに関心をもつようになるのです。

　物事への見解の不一致が興味関心を高めることも知られています（鹿毛 2013）。学生の常識を覆すような事実や出来事を提示すると，「えっ，本当？」という疑問を引き起こし，その事実や出来事を確認しようと情報収集を行い，認識の違いを解消したいと学生は考えます。

　また，看護師として社会や人の役に立ちたいという思いも意欲的な学習につながります。授業などで看護の機能や役割を具体的に伝えることによって，人に役立つ知識を学ぶことができると学生が理解したとき，内発的動機づけにつながります。

❸ 活動自体に没頭する状況がある

　内発的動機づけの研究におけるアプローチの1つに，チクセントミハ

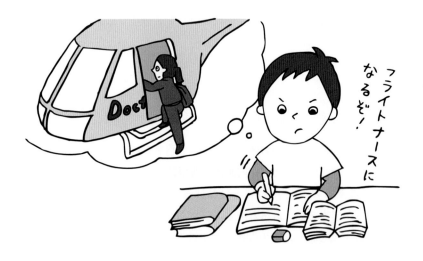

イが提唱した**フロー**🎵があります(チクセントミハイ 1996)。人は何かに没頭しているときに，独特な心理状況になります。たとえば，テニスで対戦しているとき，相手が弱すぎると戦術を練る必要がなく退屈に感じ，強すぎると戦術を考えることをあきらめてしまいます。いずれにしても戦術以外のことが頭に浮かび対戦に集中することはできなくなります。しかし，実力が拮抗しているとき，相手の動きをみて勝つための方略を考え，プレーに没頭します。このとき，やっていること自体に楽しさを感じ，時間を忘れていることが多くあります。このような「全人的に行為に没入しているときに人が感ずる包括的感覚」を，チクセントミハイはフローと呼びました。別の用語では，ゾーン，無我の境地，忘我状態とも呼ばれます。

　フローは活動自体に楽しさを感じる内発的動機づけに基づく現象ですが，フローが生じるにはいくつかの条件があります。当事者の能力と活動の難易度が釣り合っていることが条件の1つです。このとき，人は退屈さや心配を感じることはなく，自らの必要な能力を最大限に働かせることができ，能力を向上させることもあります。そのほかの条件としては，行動に対する**フィードバック**🎵があることや活動から気を散らすものがないことなどがあります。フローは，スポーツや仕事だけでなく学習であっても体験できるため，学習自体に対する楽しさにつなげられるよう，学生の能力や学習環境などを踏まえて授業設計を立てるようにしましょう。

4 外発的動機づけに注意する

　報酬や罰による外発的動機づけは人の意欲を向上させますが，同時にいくつかの課題もあります。1つは，行動の持続性の問題です。報酬によって意欲的になった場合，人は報酬を得てしまうとその行動をやめてしまうかもしれません。目的を達成したら満足してしまって，次の行動を踏み出さないこともあるでしょう。

もう1つは，報酬などの外発的動機づけが内発的動機づけによる意欲を低下させてしまう可能性ももっていることです。報酬が意欲を高めると多くの人は考えるでしょう。しかし，必ずしもそうではないのです。

自分から進んで取り組んできたことに対して，報酬が与えられ，報酬をもらったらその後は，前ほどの熱意が起こらなくなることがあります。これは外発的動機づけがもたらす負の影響で，**アンダーマイニング効果**と呼びます。アンダーマイニング効果とは，もともと意欲的に取り組んでいる活動に対して報酬を与えるという条件を提示すると，報酬が与えられなくなった後の，内発的動機づけが低下するというものです。自分自身で大事だからと考えていた行為が，ある目的のための手段として認知されることによって行為に対する見方が変化してしまうのです。

5 外発的動機づけを内発的動機づけに変える

親から指示されて始めた習い事が，いつのまにか楽しくなり自分から進んで取り組むようになったことはないでしょうか。外発的動機づけをきっかけに始めたが，いつのまにかできるようになって楽しいと内発的動機づけに変化することがあります。

外発的動機づけを内発的動機づけに変えるには，**自己決定理論**を理解しておくとよいでしょう。自己決定理論では，自律性の程度によって外発的動機づけを4つの段階に分けています(表3-1)。1つ目は外的調整と呼ばれ，報酬や罰に左右されるものです。具体的には，「100点をとるとお小遣いをもらえるからやる」「やらないと叱られる」というものです。2つ目は取り入れ的調整で，「誠実な人と思われたい」や「できないと思われたくない」など評価を意識し行動に移すことです。3つ目は同一化的調整と呼ばれ，行動のなかに自分なりの価値を見出し，自分自身や将来のためにと重要性を感じることです。4つ目の統合的調整は，行動と自分の価値観が相互に折り合いのついているような調和的な状態

表 3-1　自律性の程度による外発的動機づけの 4 段階

自律性の程度	動機づけの段階	内容	例
低 ↑	①外的調整	報酬を獲得するため，罰を回避するため	ご褒美がもらえるから学習する 教員から叱られたくないから学習する
	②取り入れ的調整	罪や恥を避けるため，自尊心を高めるため	再試験になると恥ずかしいから学習する 賢い人だと思われたいから学習する
	③同一化的調整	自分に役立つため，重要であるため	将来，役に立つから学習する 国家試験に合格することは看護師になるのに必要であるから学習する
↓ 高	④統合的調整	自分の価値観とその行動が一致しているため	信頼される看護師になりたいから学習する

鹿毛(2013)を参考に筆者作成

　です。個人のなかでの葛藤が統合され，心理的なストレスが緩和されます。このように，外発的動機づけには分類があり，外的調整，取り入れ的調整，同一化的調整，統合的調整の順に段階が進むほど，本人の自律性が高まり，より内発的動機づけに近づいていくと考えることができます。

　自己決定理論では，内発的動機づけに向けて変化するために 3 つの基本的な欲求がかかわっていることが指摘されています(Ryan and Deci 2000)。それは，有能感への欲求，自律性への欲求，関係性への欲求です。つまり，学習することで自分自身の能力が自覚できて，自分の好きな方法で学習することができて，ほかの学習者と一緒に学ぶことができる環境が，自律性を高めるのです。

3 学習者の期待と自己効力感を理解する

1 結果期待と効力期待

　学習者がもつ学習意欲には**結果期待**▸と**効力期待**▸の2つの期待が影響を与えます。結果期待は，行動した後の結果に対する期待です。行動した先に好ましい結果が待っているとわかっているならば，人はその行動を達成しようとするでしょう。たとえば，「毎日2時間自宅で予習復習しても，テストに合格できない」と思っている人よりも，「毎日2時間自宅で予習復習すれば，テストに合格できる」と思っている人のほうが意欲的に学習に向かうでしょう。

　結果期待が高ければそれだけで行動できるかというと，そういうわけではありません。結果期待だけでなく，自分にはその行動を達成できるという自分自身の能力に対する期待も必要です。これは効力期待と呼びます。先ほどの例では，「自分は毎日2時間自宅で予習復習できる」が効力期待です。結果期待と効力期待がどちらも高いとき，人は自ら積極的に取り組む意欲をもつことができるのです**（図3-1）**。

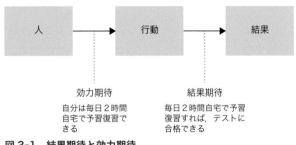

図3-1　結果期待と効力期待

Bandura（1997）を参考に筆者作成

② 自己効力感と学習性無力感

人が何らかの課題に直面したとき，自分にはそれができるという期待や自信を，心理学者のバンデューラは**自己効力感**♪と呼びました。自己効力感は，効力期待の感覚を表す用語です。自己効力感が高ければ高いほど，その行動に対して努力をします。実習などにおける学生の指導などで活用される**コーチング**♪には，自己効力感を高めて学習を促す技法が多く含まれています。

本人のそれまでの経験が，自己効力感に影響を与えます。たとえば，学生が授業でクラス全体に対し発表しなければならない場面に直面したとしましょう。うまく発表ができるという自己効力感は，その学生が過去に成功体験をもっていれば高くなり，実際にうまくいくことが多くあります。

他方で，そのような成功体験を十分にもちあわせておらず，発表に苦手意識のある学生も少なくありません。全員の前での発表と聞くだけで，拒否反応をみせる学生もいるでしょう。「どうせ準備してもできない」と努力するのをあきらめている学生は，否定的なレッテルを自分に貼り，学習意欲をもつことができない状態に陥っています。これを心理学者のセリグマンは**学習性無力感**♪と呼びました（ピーターソンほか2000）。

③ 学習者の自己効力感を高める

学習において自己効力感を高めることは重要です。学生の学習性無力感を打ち消し，自己効力感を向上させるには，次の4つの方法があります（Bandura 1977）。

(1) 成功体験をもたせる

実際に成功体験をもたせることで，学生の自信につながります。簡単

に到達するような目標ではなく，ある程度の努力を要するような目標のほうが自信につながるでしょう。明らかに失敗することがわかっているような高い目標ではよい結果が得られず，次への意欲を失うおそれがあるため，適切な難易度の課題を設定することが重要です。

(2) 他者の成功体験を伝える

　自分に近い能力や経験をもった他者の成功体験は意欲を高めてくれます。他者の成功体験によって，自分にもできるかもしれないという気持ちが起こるでしょう。「あの人が成功できたなら，自分も成功できるかもしれない」という期待が行動への意欲を高めます。

　たとえば，卒業生をゲストスピーカーに招いて看護師としてどのように働いているのか，また学生のときの学びをどのように活かしたのかなどの体験談を聞くセミナーを設定するとよいでしょう。特に学生時代は学習に苦手意識をもっていた人の話のほうが共感をもたらすでしょう。

(3) 励ます機会をつくる

　「○○さんならできるよ」という励ましは，教員からだけでなく，周りの人からもかけてもらうことにより，「やればできるかもしれない」という自信をもたせて行動に移すことができます。自信をもたせるには，他者からの励ましの言葉も大切な手段です。

(4) 肯定的な感情を高める

　人はリラックスしたり楽しさを感じたりするときに前向きな姿勢になります。一方，緊張したり不安になったりするときには，「やってもできない」と感じてしまいます。学生に対して肯定的な感情を高め，否定的な感情をもたせないように安心できる学習環境づくりを心がけましょう。

「大丈夫」という言葉で学生は安心して学習できない

　Bさんは，ほかの学生よりもやや不安が強く，実習で自分が行ったことに自信がもてない様子でした。また少し完璧主義であり，学習意欲があることは伝わってきましたが，自分のしていることに確信がもてないことに焦り，堂々巡りしているように感じました。Bさんは「これでは不十分ではないでしょうか」「もっとほかに何をすればよいのでしょうか」と質問することが多く，そのつど，筆者は「それで十分。あなたは十分に頑張っていると思いますよ」と伝えたり，「大丈夫。今，行っていることで大丈夫」と励ましたりしました。一度や二度励ましただけでは，彼女の様子は改善せず，筆者は「大丈夫」を繰り返すことになりました。

　すると，彼女は「先生は何を根拠に大丈夫って言うのですか」と大声を出して泣き出してしまいました。そして，「これからどうなるのかわからないし，本当にこれでよいのか確信がもてなくて心配でたまらないのに，先生が大丈夫を何度も言うと気休めにしか聞こえなくて，かえって不安になります」と言いました。

　筆者は学生の様子から学習意欲が高いことは理解していたのですが，不安が強いことが気になりすぎて，不安を解消しようと「大丈夫」という言葉を繰り返して励ましていました。学生の不安を解消しようとするのであれば，どんなことに対してどんなふうに不安だと感じているのかを確認する必要がありました。また，学生の思いと行動のずれを知ったうえで，学生の意欲を維持しながら学生の思い描く理想の看護に向かって導く必要があったのです。筆者が学生の不安に巻き込まれていたことに気がつきました。

　学生は1人ひとり異なります。学生が思い描く理想も同じではありません。教員には学生の向かいたい方向に寄り添って，導くことが必要になるのだと考えます。また，同じ「大丈夫」という励ましの言葉でも，学生によってはかえって学習意欲を削いでしまうこともあります。別の言葉に変えたほうが学生の心に響くこともあるでしょう。励ましの声かけは，学生の状況をよく理解してこそ，有用な支援となるのです。さらに学習意欲を維持し高めるために，安易な励ましをやめること，学生のよいところを見極めて認めるような声かけをすることが大事だと気がつきました。

（森千鶴）

❹ 適切な目標は学習意欲を高める

そもそも学習目標がなければ,「何をやるのか」「なぜやるのか」が不明確になってしまいます。では, どのような学習目標を設定すれば, 自己効力感を高めることができるのでしょうか。その際に有効な知見は, アメリカの心理学者ロックが提唱した**目標設定理論**♪です。目標設定理論では, 学習意欲を高める目標として, 以下の4点が示されています(三浦 1996)。授業の**シラバス**♪を作成する際や, 授業や実習で学習目標を設定する際, 意識しておくとよいでしょう。

(1) 本人が納得した目標

自身が納得していない目標に対して, 学生はそれを達成すべきことだとは思わず, やらなくてもよいと感じてしまいます。学生が学習目標の意義を理解してはじめて, 自分の学習目標として受け入れ意欲を高めるでしょう。

(2) 明確な目標

「一人前の看護師になる」「全力をつくす」といった曖昧な目標では, 具体的に何をすればよいのかわかりません。「今月中に1人でバイタルサインの測定ができるようになる」のように具体性をもった目標を設定すると, どうすればできるようになるかが明確になり, 学生は具体的な行動への意欲をもつことができるでしょう。また,「バイタルサインの測定の手順を覚える」「先輩の支援とともにバイタルサインの測定ができるようになる」といった中間的な目標を設定することで成長や習得への手ごたえを感じることができます。

(3) 頑張れば達成できる目標

自分の能力ならば, 簡単に達成できる目標の場合, 人は努力をしようとしません。能力よりも少し高い, 頑張ればできるぐらいの目標を設定

することで，人は目標の達成に向けて工夫や努力をしようとするでしょう。少し達成困難な目標のほうが，挑戦のしがいがあって学生は意欲を高めます。

(4) フィードバックが得られる目標

　目標は設定して終わりではなく，教育活動のプロセスにおいても活用されなければなりません。学習目標の到達度についてフィードバックが得られると学習意欲は高まります。フィードバックによって，学習目標を達成するためには何が課題であるのかが学生にとって明確になるのです。とりわけ学習者ができていることを認めたりほめたりすることで，学生の自己効力感を高めることができます(アンブローズほか 2014)。

4章

学生の発達の理論

1 発達の一般的な特徴を理解する

1 発達の視点から学生を理解する

　人間は生まれた直後から，死に至るまでさまざまな側面で変化し続けます。このような変化の過程を発達といいます。近代以前は，発達は生まれもった性質すなわち遺伝によって決まるという考えが主流でしたが，後になって環境の影響を受けるという説が提唱されました（内藤ほか編 2016）。現在では，遺伝的な素質と，環境との相互作用によって発達が起こるという考え方が広く受け入れられています。

　発達には一定の順序や方向があります。身体的側面においては，体幹から末梢，頭部から脚部といった順序で成長します。運動機能であれば，這う，立つ，歩くといった粗大運動から，ものを握る，掴むといった微細運動へと発達します。言語機能であれば，喃語から単語，二語文へと発達します。

　発達は，その次の段階にも影響を及ぼします。立つことができなければ歩くことはできませんし，単語が発語できなければ二語文を話すこともできません。このように，前段階の発達があってはじめて次の段階の発達が成立するという性質を連続性といいます（谷田貝ほか編 2001）。

　このような発達のメカニズムを知ることで，教育の対象である学生をより客観的に理解することができます。また，教員には学生のさまざまな**発達課題**の解決を支援する役割もあります。授業のみならず学生支援においても発達の知識が役立つでしょう。

❷ さまざまな領域で発達する

　発達のなかでも比較的目に見えやすいのが，身体的な変化です。身長が伸びたり筋肉が増えたりするような量的な変化もあれば，免疫機能や性腺機能の発達のように質的な変化もあります。歩く速度や刺激に対する反応の速度といったものも，発達に含まれます。

　感覚や知覚，認知も成長とともに発達します。これらは身体機能と精神機能の両側面をもっています。感覚とは外界からの刺激を感じる働きであり，触覚，視覚，聴覚，味覚，嗅覚があります。知覚は感覚を通じて得られた情報を解釈する働きであり，痛覚，温覚，冷覚などがあります。頭痛や腹痛などの内臓感覚や平衡感覚は，感覚ではなく知覚であると考えられています。感覚や知覚は，年齢や経験によって複雑で鋭敏になっていくものです。たとえば，ワインの質を判別できるソムリエは，長年の経験によって味覚・嗅覚が発達したと考えられます。体操選手は，訓練によって平衡感覚を発達させているといえるでしょう。

　認知は，知覚した内容をほかの情報と照らしあわせて，より複雑な識別を行うことであり，感覚や知覚の発達と密接に関係しています。たとえば，私たちは物を持ったときに重いか軽いか，丸いか四角いかなどを識別したり，人の外見からおおよその年齢を判断したりできます。これまでに記憶したさまざまな情報や概念と感覚や知覚が統合され，そこに思考や推論が加わることにより，認知が発達するのです。

　また，人は，心身の側面だけでなく社会的な側面でも発達します。親や友人といった他者との関係や，学生や社会人といった立場を通じて，社会性を発達させていくのです。個人のパーソナリティの発達には，環境や個人の経験，認知とともに，人間関係や役割を含む社会性が大きく影響すると考えられています。

3 発達の時期や速度には個人差がある

同じ刺激を与えても，その影響が大きく現れる時期と，そうでない時期があります。刺激に対する反応や効果が最もよく現れる限定的な期間のことを**臨界期**といいます(林編 2006)。言語や楽器，運動などの習得においては，この臨界期までに学習を始めるのが適しているとする説もあります。

人の発達においては，臨界期に加えて，発達の時期や速度に関する個人差を考慮しなければなりません。よく知られているのが，性別による発達速度の違いです。女子と男子を比較すると，女子のほうがある時期に身体・認知機能ともに急激に発達します。遅れて男子が発達し，思春期から**青年期**にかけては，身体面では男子のほうが大きくなります。また，ほかの個人差もあります。たとえば，話し始めるのが早い子どももいれば遅い子どももいますし，早くから話し始めた子どもが，歩けるようになるのも早いとは限りません。また，文字をあっという間に覚えた子どもであっても，縄跳びや跳び箱がなかなか上達しないといったこともあります。同じ個人であっても，発達の領域によって，その速度には違いがあるのです。

4 さまざまな時期に発達のピークを迎える

発達の領域によって，その速度とピークに違いがあることがわかっています。なお，発達という用語は，ピークの前に生じる機能の向上といったポジティブな変化だけを指すのではありません。発達には，加齢に伴う身体・運動機能の下降や停滞のようなネガティブな変化も含まれます(外山・外山 2010)。

スキャモンの発育曲線では，リンパ型，神経型，一般型，生殖型の4つに分類された身体機能の発育量が表されています。内臓や筋肉といった臓器の機能を示す一般型は，生まれた直後からゆるやかに成長し続

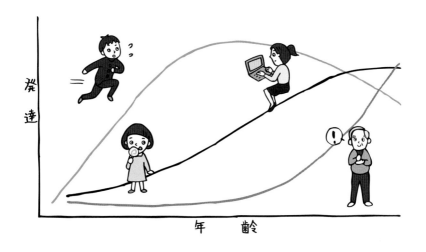

け，14〜18歳頃に最も著しく発達します。これに対し，リンパ節や扁桃腺といった免疫機能を示すリンパ型は，生まれた直後から急激に成長し，10〜14歳前後にさらに著しく発達します。

　認知に関しては，青年期に発達のピークを迎え，成人期の前半にはゆるやかに向上または維持され，その後は加齢に伴い次第に衰えていきます。知能のうち，新しい環境に適応するための情報処理に必要な記憶力や計算力などの**流動性知能**♪は加齢とともに低下します。しかし，**結晶性知能**♪は少なくとも60歳頃まで発達し続けるといわれています(星2017)。結晶性知能とは，経験から得たさまざまな情報を統合して理解する能力や分析力，判断力，コミュニケーション能力といった，認知的領域に関する総合的な能力です。加齢による変化は必ずしもネガティブなものだけではないことがわかるでしょう。

5 発達には段階と課題がある

　多くの看護学生は，20歳前後の青年期後半あるいは成人期前半に位置づけられます。青年期や成人期といった区分は，人間の発達には段階

があるという前提によるものです。さまざまな研究者が，似た年齢の人間に共通する特徴を明らかにすることにより，発達段階を区分しています。エリクソンの心理社会的発達理論や，レビンソンのライフサイクル理論は，その代表的なものといえるでしょう。

　発達段階を1段階進めるためには，達成すべき課題があると考えられています。心理学者のハヴィガーストは，人間が健全で幸福な発達を遂げ，次の発達段階にスムーズに移行するために達成しておかなければならない課題を発達課題と定義しました（ハヴィガースト 1997）。発達課題の背景には，身体的な発達，パーソナリティ上の欲求や価値観，社会や文化に適応しなければならないことに対するプレッシャーがあるといわれています。

2 学生の発達段階と発達課題を理解する

1 成人への移行期にある

　看護学生には社会人経験者も含まれることから，簡単にひとくくりにはできませんが，ここでは看護学生のうち最も多くの割合を占める青年期後半から成人期前半の特徴について考えてみましょう。発達段階に関する多くの理論によれば，この時期の学生は成人への移行期にあるという見方ができます。身体的には成人としての機能をもっているものの，精神面では未熟な部分を残しています。自分とは何者かについて考え，さまざまな葛藤や悩みを抱える時期でもあります。

　また，この時期は社会との接点を短期間で急速に広げていく時期でもあります。ほとんどの学生は中学校以降，3〜4年のサイクルで所属する教育機関が移り変わり，そのつど新たな人間関係を構築していかなければなりません。さらに，看護学生には臨地実習があるため，学内だけでなくさまざまな場所で，多様な人間関係が生じます。その過程で，周囲の環境に適応するための多くの課題に直面するのです。

2 学生は多くの発達課題に直面する

　心理学者のレビンソンは人生を児童期と青年期，成人前期，中年期，老年期の4段階に分類し，それぞれを春夏秋冬の四季になぞらえました（レビンソン 1992）。人間は，各段階での安定した時期と4〜5年程度の過渡期を繰り返しながら，発達していくという考え方です。

　ここでいう過渡期とは，それまでの生活パターンを見直して修正する時期であり，人生の節目にあたる時期です。レビンソンは，17〜22歳頃を青年期と成人前期の境目の時期であり，成人への過渡期ととらえています。看護学生の多くは，まさにこの時期にあるといえるでしょう。

　青年期に直面する発達課題については，心理学者のハヴィガーストが**表4-1**のように指摘しており，身体的，心理的，社会的な発達にかかわる課題が含まれています（ハヴィガースト 1997）。「同年代の男女との新しい成熟した関係を結ぶ」とは，同性の友人に限らず，集団生活に求められる異性間の友情が芽生えることが課題であることを指しています。ジェンダーとして社会的に期待される役割や，外見や身体機能といった自己の身体を理解し受け入れる課題もあります。また，親をはじめとする他者からの心理的および経済的独立を考えることや，職業を選択し準備を行うことも青年期の課題です。これらの課題を乗り越えるためには，自分自身の行動基準となる価値観や，信念や規範といった倫理

表4-1　青年期の発達課題

・同年代の男女との新しい成熟した関係を結ぶ
・男性あるいは女性としての社会的役割を身につける
・自己の身体的特徴の理解と受容
・親やほかの大人たちから情緒面で自立する
・結婚と家庭生活の準備をする
・職業につく準備をする
・行動の指針としての価値観や倫理体系を身につける
・社会的に責任ある行動をとりたいと思い，またそれを実行する

ハヴィガースト(1997)，pp. 67-124 より筆者作成

体系を形成しなければならないことも指摘されています。

　ちなみに，ハヴィガーストの考え方は20世紀中盤に提唱されたものであり，青年期は18歳頃までと定められていますが，教育を受ける期間が長くなり社会に出る時期が遅くなった現代では，もう少し後まで延びていると考えるほうが妥当でしょう。また，性役割についても，昨今では社会的・心理的に求められる性役割の多様化や，性的少数者への配慮の必要性が社会の共通認識になりつつあります。発達課題を考えるうえでは，こうした社会の変化を理解しておかなければならないでしょう。

❸ 自分とは何者かを知る

　心理学者のエリクソンは，人間の発達においては社会や文化からの影響が重要であるとみなし，心理社会的発達理論を提唱しました。人生を8つの発達段階に分類し，各段階での発達課題をまとめています。その5番目の発達段階である青年期の発達課題において，エリクソンが特に注目したのは**アイデンティティ♪**の確立です（エリクソン 1982）。アイデンティティとは，自分とは何者かを知り，受け入れることであり，自我同一性とも訳されます。

　エリクソンは，アイデンティティを自己斉一性・連続性，対自的同一性，対他的同一性，心理社会的同一性の4つの側面でとらえています（白井ほか 2012）。自己斉一性・連続性とは，自分が過去から現在，現在から未来へと連続しており，変わらない部分をもつ存在であるという感覚です。対自的同一性とは，自分がしたいことや向かっている方向を理解しているという感覚です。対他的同一性は，他者からみられている自分と自身が思う自分とが一致しているという感覚です。心理社会的同一性は，自分が社会に適応しながら結びついているという感覚を指します。これらの感覚をもつことで，アイデンティティが確立していくのです。

現代の日本では若者の多くが大学や専門学校に進学し，学生という立場で青年期を過ごすようになっています。学生時代は，**モラトリアム**と呼ばれるように社会的な役割や責任を担うまでの猶予期間であるともいえます。さまざまなことを試し，自分にあうものをみつけ，自分の生き方について一定程度考える期間でもあるともいえるでしょう。しかし，他者の価値観に左右されたり，過去と現在の自分のつながりを見失って新しいことばかりに目を向けてしまったりすると，自分にふさわしい生き方が見出せず混乱してしまうこともあります。このような傾向から，青年期にある若者はアイデンティティを確立できずに見失う危機に直面しやすいのです。

４ 他者との関係を見直す

　人間は生まれてから，親をはじめとして，友人，教員などさまざまな他者と出会います。青年期は，これまでの発達段階で築き上げてきた他者との関係，特に親や友人との関係が大きく変化する時期でもあります。

　青年期は**心理的離乳**という用語で表されるように，親などの監督から離れて自立しようとする時期です。親からの自立には，経済面や生活面の援助，親がもつ価値観や親のふるまい方，親からの承認や親密さ，親との関係に対する不安や罪悪感などからくる葛藤といった４つの側面があると指摘されています(Hoffman 1984)。

　幼少期や児童期には親が唯一の重要な他者でしたが，成長するにつれて親以外の重要な他者が現れ，親に代わって，新たに友人が重要な他者となります。幼少期や児童期には単なる遊び相手であった友人が，青年期には悩みや不安などを打ち明け合う相談相手ともなります。また，友人との関係を通して情緒の安定を得たり，自己を客観視したりできるようになります。ただし，親からの自立が，すべての側面において同時に進むとは限りません。学生のうちは，心理的な自立と経済的な自立は異

なります。なかには，就職して社会的な自立とみなされる時期になっても，親への依存が強い人もいます。

　他者との関係の変化は，本人の認知の発達に加え，周囲からのみられ方や期待のされ方からも大きな影響を受けます。学生であれば，学年が進むにつれて先輩らしく振る舞うことが期待されるようになるでしょう。臨地実習に出た看護学生であれば，看護師としての姿勢を求められるようになります。そのような期待される役割を果たそうとして，知識や技能を習得することが発達につながるのです。

⑤ 物事をとらえる視点が変わる

　教育でも看護の実践でも，答えが1つでない課題と向き合う機会がありませんか。むしろ，答えが1つだけというケースのほうが少ないかもしれません。多くの大人は状況によって答えが変わりうる課題があることを知っていますが，このことを理解できるようになるためには，ある程度認知の発達が必要です。

　知的・倫理的発達理論によれば，小さい子どもは，物事を正しいか間違っているか，よいか悪いか，といったように二元的にしか考えることのできない段階にあるとされています(Perry 1999)。やがて，多元的かつ相対的に物事を考えられるように段階的に発達していきますが，このような過程を経てはじめて，あらゆる物事の答えは1つとは限らず，その文脈に応じて考えなければならないと理解できるようになるのです。たとえば，子どもの頃に人の手伝いをすることはよいことであると考えていたとしても，経験を積むことによって，すぐに手伝ったほうがよい場合もあれば，相手が1人でできるのを見守ったほうがよい場合もあることを理解していきます。手伝われることに抵抗を感じる人もいるでしょう。その場合，子どもであれば「相手に嫌われている」と1つの可能性しか考えないかもしれませんが，次第に「タイミングが悪かった」「人に干渉されるのが嫌だと思う性格の人なのかもしれない」など，さま

ざまな可能性を考えることができるようになるでしょう。発達するに従って，物事を柔軟に考え，多様な価値観を受け入れられるようになるといえるでしょう。そのうえで，自分自身で何が正しいかを考え，判断できるようになっていくのです。

3 将来を見通す力を発達させる

◾ キャリアには多様な意味がある

キャリア♪と聞いて，どのようなことを思い浮かべるでしょうか。キャリアウーマンやキャリア官僚といったような，職業と関連する言葉を考える人も多いでしょう。キャリアという言葉は，職業と同じ意味で使われることがありますが，実際にはより広い意味をもっています。

キャリアには多様な定義があります。「人が生涯を通じて関わる一連の労働や余暇を含むライフスタイル」(木村 2018)，また，「仕事に関連した経験と活動に結び付いた一連の自覚的態度と行動」(渡辺編 2018)といった定義がなされています。いずれの定義にも共通するのは，職業との関連が深いことや，生涯にわたって継続するものであること，そして，個人の人間的成長や自己実現が中心となっていることです。こうした考えを受けて，今日重視されている学生へのキャリア教育には，就職先の紹介や面接練習以外にも，さまざまな内容が含まれているのです。

さらに，キャリアを考えるうえで個別性が最も重要な要素であると指摘されています(渡辺編 2018)。キャリアを選択するにあたっては周囲の影響を受けますが，何に対してどの程度影響を受けるかは，人によって異なります。最終的に自分のキャリアを決定し，管理するのは他者ではなく自分自身なのです。

❷ 人生におけるさまざまな役割が影響する

　心理学者のスーパーは，人間は，子ども，学生，余暇を楽しむ人，市民，労働者，家庭人など複数の役割を同時に担い，相互に影響を与え合いながらキャリアを発達させていくと考えました。そして**図4-1**のような**ライフ・キャリア・レインボー♪**の形で示しました（Super 1980, 渡辺編 2018）。

　ライフ・キャリア・レインボーは，人がどの時期にどの役割を担うのかが一見してわかるようになっています。スーパーは，生まれてから14歳頃までを成長段階，15〜24歳頃を探索段階，25〜44歳頃を確立段階，45〜65歳頃を維持段階，65歳以降を解放段階とし，人生の時期を5つに分けました。学生の多くは，さまざまな職業に必要な能力や価値観を知る探索段階にあります。

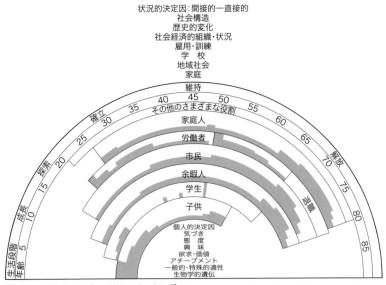

図4-1　ライフ・キャリア・レインボー

渡辺編（2018）から転載

ライフ・キャリア・レインボーの色が塗られた部分の大きさは，その時期に担う役割の平均的な時間やエネルギー消費量を示しています。生まれてすぐは，子どもとしての役割を担う部分がほとんどですが，徐々に学生としての役割の割合が大きくなっていきます。20代以降は，労働者や家庭人，市民，余暇人といった多様な役割を担うようになります。こういった役割は，個人の気づきや態度，興味といった個人的な要因と，社会構造や歴史的変化などの状況的な要因で決定されていくのです。

❸ キャリアは周囲との関係で構成される

キャリア発達は，個人の成長や意思だけで遂げられるわけではなく，周囲の環境や状況の影響を大きく受けるという考え方があります。医学生を中心にキャリア支援を行ってきたサヴィカスは，スーパーの理論やさまざまなキャリア発達の理論を統合したキャリア構築理論を提唱しました（労働政策研究・研修機構編 2016）。

キャリア構築理論では，周囲の環境によって，特定の能力の身につきやすさや興味関心のもちやすさは変わってくるものだと考えます。たとえば，親や知人に看護師がいれば，看護師という職業に興味をもちやすくなるでしょう。そして，身についた能力や価値観などが，将来に向けた見通しに影響するのです。

また，キャリアを選択するうえでの価値観であるライフテーマは，それまでの経験から構成されます。子どもの頃から日常的に触れているメディア（ウェブサイト，テレビ，書籍など）や**ロールモデル**[♪]となる人物との出会いなど周囲からの影響を受けながら，人間はキャリア発達を遂げていくのです。

キャリア構築理論のほかにも，周囲からの影響を受けてキャリアが発達するという立場の考え方があります。それが，心理学者かつ教育学者であるクランボルツらが提唱した**プランドハップンスタンス理論**[♪]（Planned Happenstance Theory）です（クランボルツ・レヴィン 2005）。計画

された偶発性と訳されることもあります。人間のキャリアの8割が偶然の出来事によってつくられるとしたうえで，その偶然を繰り返し活かすことにより，キャリア発達が遂げられるという理論です。たとえば学生にとって患者などの対象者との出会いは偶然ですが，その出会いによって学生は多くのことを学習し，看護師としてのキャリアを豊かなものにする機会となります。

　偶然の出来事をキャリア発達に活かすためには，新しい学びの機会を得ようとする好奇心，努力し続ける持続性，さまざまな状況に対応しようとする柔軟性，新しい機会に対する楽観的な見方，リスクをおそれない冒険心をもつことが必要であるといわれています。

　これらの理論が生まれた背景には，現代社会が予測困難になってきたことがあります。未来を想定して計画を立てることに限界があるため，今ここで生じている出来事を大切にし，それをキャリア発達につなげるためのアプローチが模索されたといえるでしょう。

第 2 部

教員の特徴と姿勢

5 章

教員の職業上の特徴

1 職業としての教員の特徴を理解する

◼1 教育活動が基本的な役割となる

　教員は，講義や実習といった正課教育を通じて，学生が知識，技術，態度を身につけられるように指導を行っています。教育機関においては，ほとんどの教員が正課教育へのかかわりを責務としているはずです。その意味で，教員が担う最も基本的な役割は教育活動といってよいでしょう。

　教育活動は正課教育の場に限りません。卒業に必要な単位修得を伴わない正課外活動においても，教員による指導が行われることがあります。たとえば，クラス担任制度を設けている専門学校や大学では，担任となった教員が学業や心理面の支援を行っています(野田・渋井 2016, 青木・荒木田 2019, 江川編 2015)。また，新入生を歓迎するオリエンテーションや学園祭といった行事では，学生が中心となって企画することもありますが，企画に対する助言や相談対応などを教員が行うこともあり，それらも教育活動に含まれるといえるでしょう。

　それら以外の活動もあります。よりよい**カリキュラム**♪を考えたり，カリキュラムを通じた学習成果が達成されているか評価したりする活動などがあります。こうした活動は教員個人というよりは，学校あるいは学部や学科全体で行われるものといえるでしょう。

② 教育活動にも多様な役割が期待される

　教育活動以外にも，教員に期待される役割にはさまざまなものがあります。その1つが研究です。研究というと，大学の教員だけが行うものという印象をもたれることもありますが，関連分野の**学会**では，専門学校の教員や臨床の看護師も，数多くの研究発表を行っています。研究への期待が寄せられているのは，看護師が**専門職**だからです。研究には，個別事例における課題解決を目的とした実践的なものもありますが，さまざまな文献レビューを通じた俯瞰的な研究や，新たな理論を構築しようとするものもあります。

　教育や研究以外には，委員会活動なども挙げられます。どのような委員会があるかは教育機関によって異なりますが，教員の能力開発を担う委員会や情報システムの運営に関する委員会，学生生活に関する委員会など，さまざまなものが設置されています。また，多くの教員は**オープンキャンパス**において，来場者に対するミニ講義やキャンパスツアーなどを担当します。さまざまな委員会や組織の一員として，教員には教育機関全体をよりよくするための役割も求められているといえます。

　学内だけでなく，学外に対する社会貢献も教員に期待される役割です。教員は，市民に対する公開講座や講演会，ボランティア活動などを行うこともあるでしょう。教員がもつ専門性は，教育機関のなかだけでなく社会全体をよくするためにも活かすことができるのです。

③ 業務範囲や責任は広がりうる

　教員という職業は広範な役割をもつうえに，それらの範囲や責任の境界線が不明瞭であるという特徴もあります。こうした特徴は**無境界性**と呼ばれます（曽余田・岡東編 2006）。

　教員は，授業を担当する時間のなかだけで教育を行えばよいわけではなく，授業外にも学生からの質問などに対応しなければなりません。い

つ質問されるか，対応にどの程度の時間を要するかもわかりません。

　教育に注ぐ時間は，教員の意識次第で大きく変わります。1回の授業準備であっても，昨年と同じ教材を使う回に比べ，新規に教材を作成しなければならない回では時間を費やさなければなりません。学生が書いたレポートにどれだけコメントするかについても，教員に必要な時間は変わってきます。また，授業準備を行う場所は教育機関のなかに限りません。自宅や外出先で授業のアイデアが浮かぶこともあるでしょう。教育は時間や場所の際限がない活動，つまり無境界性を伴う活動といえるのです。

　無境界性は教育活動だけの特徴ではありません。研究活動であれば，1本の論文執筆に数か月，あるいは1年以上の時間を要することもあるでしょう。しかも研究は，教育機関における勤務時間中に限らず，休日であっても，自宅で過ごしていても行うことができるのです。

　教員が行う業務の範囲や責任はどこまでも広がっていくものかもしれません。特定の教員に負担が偏ったり，長時間労働につながったりすることもあるでしょう。校長や学長といった管理職ともなるとなおさら，負担は大きくなります。1人ひとりの教員が業務の無境界性を認識しておかなければならないでしょう。

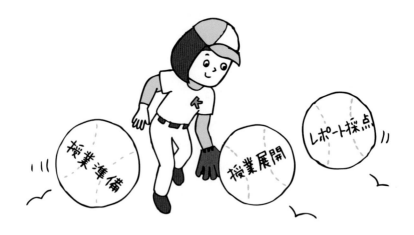

近年では，教員が各活動に注ぐ時間の配分を明示することが求められることがあります。その際には，**エフォート**♪という指標が使われます。エフォートは，教員がすべての仕事時間のなかで各活動に注ぐ時間の配分を示すものです。教育機関のなかで各年度の教員の目標設定をする際に教育，研究，社会貢献，運営に注ぐ時間の配分を示したり，研究費の申請書類にその研究に注ぐ時間の配分を示したりすることがあります。

2　専門職としての特徴を理解する

■1 教員の資格要件を理解する

　教員は高度な専門知識を有する専門職です。そのため，教員には資格要件があります。看護教員の場合は看護師等養成所の運営に関する指導ガイドライン(以下，指導ガイドライン)に，看護師養成所の専任教員になるための要件が定められています(**表5-1**)。さらに，専門学校であれば専修学校設置基準，大学であれば大学設置基準に基づく教員としての資格を満たさなければなりません。たとえば専修学校の専門課程の教員であれば，**表5-2**にあるような基準を満たすことが資格の要件になります。これらの要件から，看護教員には，実務による経験，教員としての資質，看護学の専門性という3点が期待されているといえるでしょう。

　看護師という職業自体が，国家資格を有していないと就けない専門職です。つまり看護教員は，専門職を養成する専門職ということができます。このような職業は，専門職のなかでも重要な位置づけにあるという意味を込めて，**キー・プロフェッション**♪と呼ばれることがあります(Perkin 1980)。専門職を養成する専門職であり続けるために，教員は常に専門性を高めるための努力を続けていかなければなりません。

表 5-1　看護師等養成所の運営に関する指導ガイドラインに定められた教員の資格要件

第 5　教員に関する事項 1(3)
　看護師養成所の専任教員となることのできる者は，次のいずれにも該当する者であること。ただし，保健師，助産師又は看護師として指定規則別表 3 の専門分野の教育内容(以下「専門領域」という。)のうちの一つの業務に 3 年以上従事した者で，大学において教育に関する科目を履修して卒業したもの又は大学院において教育に関する科目を履修したものは，これにかかわらず専任教員となることができること。

　ア　保健師，助産師又は看護師として 5 年以上業務に従事した者
　イ　専任教員として必要な研修を修了した者又は看護師の教育に関し，これと同等以上の学識経験を有すると認められる者

表 5-2　専修学校設置基準に定められた教員の資格要件

第四十一条
　専修学校の専門課程の教員は，次の各号の一に該当する者でその担当する教育に関し，専門的な知識，技術，技能等を有するものでなければならない。

一　専修学校の専門課程を修了した後，学校，専修学校，各種学校，研究所，病院，工場等(以下「学校，研究所等」という。)においてその担当する教育に関する教育，研究又は技術に関する業務に従事した者であって，当該専門課程の修業年限と当該業務に従事した期間とを通算して六年以上となる者
二　学士の学位を有する者にあつては二年以上，短期大学士の学位又は準学士の称号を有する者にあつては四年以上，学校，研究所等においてその担当する教育に関する教育，研究又は技術に関する業務に従事した者
三　高等学校(中等教育学校の後期課程を含む。)において二年以上主幹教諭，指導教諭又は教諭の経験のある者
四　修士の学位又は学位規則(昭和二十八年文部省令第九号)第五条の二に規定する専門職学位を有する者
五　特定の分野について，特に優れた知識，技術，技能及び経験を有する者
六　その他前各号に掲げる者と同等以上の能力があると認められる者

❷ 教員には 4 つの学識が求められる

　アメリカの教育者であるボイヤーは，教員に求められる機能を 4 つの学識という言葉で説明しています(ボイヤー 1996)。4 つの学識とは，発見の学識，統合の学識，応用の学識，教育の学識を指します。発見の学

識とは，新たな知識を研究などによって生み出し，それを社会に発信することです。統合の学識とは，自分の専門分野だけでなく関連する分野を参照し，知識の意味を解釈し関連づけることです。応用の学識は，研究成果を臨床に活かすなど，現実の課題を解決することです。教育の学識は，学生などに知識や技術などを継承することです。

ボイヤーが4つの学識を提唱した背景には，教員の職務に対する評価への危惧があります。特に大学教員は研究に偏重した評価を受けており，教育や社会貢献などの職務に対する評価が軽視されることについて，教員の職務の実態とあっていないとボイヤーは考えたのです。したがってボイヤーは，教育機関が4つの学識とも尊重し，教員にもそれらすべてを求めることを説きました。現在では，日本の大学でも教育，研究，社会貢献といった教員のすべての職務が評価対象になりつつあります。4つの学識という考え方は，教員のキャリア形成にも影響を与えているといえるでしょう。

コラム　**学生は教員を映す「鏡」**

　学生に付き添って実習施設に行くと，病院ごとの"カラー"，病棟ごとの"カラー"の違いを感じます。一方，卒業したばかりの看護師にも学校ごとの"カラー"があることに気づくこともあります。臨床指導者から「A学校の卒業生は〜」と表されることも多々あるでしょう。このことが，教員としての経験を積むなかで，大きな意味をもっていることが次第にわかるようになりました。

　学生たちは社会人として成長する途上にあり，さまざまなロールモデルに出会い，その影響を受けて成長します。同時に，看護者としても多様なロールモデルに出会い，専門職としての態度を形成していきます。この過程で多くの時間をともに過ごす私たち教員は，社会人としても看護師としても1つのモデルとして学生たちに大きな影響を及ぼしています。つまり，私たちの教育の仕方だけでなく，専門職としてのありようが学校のカラーや「A学校の卒業生」の特徴となるということです。

「学生たちがちっとも自分で考えない」という愚痴は，「学生たちが自由に考え，試行錯誤しながら最善解にたどり着くことができるような教育をしているか」という問いがブーメランとなって自分に返ってきます。正解のない問いに対して，教員のなかに正解を探るような学生の様子は，無意識のうちに「最善の」答えを決めつけてしまっている教員自身が映っているのだと気づきます。

　教科書に書かれたことを伝えるだけで，なぜそのルールがあるのか，そのルールは本当に適切かなどを論じることなくルールに従うことを強調してしまうような態度では，マニュアルを覚え，それを守ることはできても，科学的根拠に基づいてマニュアルをつくれる看護者にはなれないでしょう。教員が常に科学的根拠を探求し，その根拠に基づいて最善の看護を考える姿勢をもって教育していれば，学生たちの常に科学的根拠を探求しながら看護を実践するという態度を育むことになるでしょう。そう考えると教員は重要な役割を担うやりがいのある仕事です。そして，私たち自身が1人の看護者として研鑽を積み専門性を磨くと同時に，専門職を育てる教員という専門家としての研鑽も積んでいかなければならないと感じています。それがキー・プロフェッションとしてのやりがいと重責なのかもしれません。

（服部律子）

3 所属組織以外にも帰属意識をもつ

　教員は本務校となる教育機関と雇用関係を結び，基本的にはそのなかで教育や研究などの役割を果たします。また，本務校以外にも非常勤講師として違う教育機関で勤務したり，学会に所属したりするなど複数の所属をもつことがあります。どの所属に最も高い帰属意識をもつかは，教員によって異なります。帰属意識とは，その集団に属しているという感覚のことをいいますが，大きくはコスモポリタン志向とローカル志向に分類することができるといわれています（夏目ほか 2010）。

　コスモポリタン志向とは，専門分野に帰属意識を強くもち，本務校の一員というよりは，1人の独立した専門家であることを重視する考え方です。それに対してローカル志向は，本務校の組織の一員であることを

重視する考え方を指します。「学会の行事と学内の行事が同じ時間にあるとき，どちらに参加したいと考えるでしょうか」という問いに対して，学内の行事を最優先にするのが当然と考えるのであれば，ローカル志向が強いといえるでしょう。

4 活動に対する大きな裁量をもつ

　教員は，担当する科目について学生に単位を付与する権限を有しています。単位の付与は，国家試験の受験資格でもある卒業に影響を与えます。教員は，学生の人生を左右するような大きな権限を否が応でももってしまっているのです。

　また，教える内容については，カリキュラムや保健師助産師看護師学校養成所指定規則（以下，指定規則）などで定められる部分もありますが，その詳細については教員が裁量をもっています。どのような話題を取り上げるか，授業の構成や教育方法をどうするか，成績評価の基準をどのように設けるかについては，基本的には教員が決めることができます。

　逆に，学生から評価に関する問い合わせが寄せられたら，科目を担当する教員が問い合わせに対する回答を準備しなければなりません。成績について学生から疑義が出た場合，疑義への対応をするのは，その科目を担当する教員以外にはいません。したがって，教員は適切な採点基準に基づく正確な判断を迫られることになります。大きな裁量をもつということは，重要な判断を行う責任ももつといえるでしょう。

　研究活動を推進するために，教育機関によっては教員に研究費を割り当てることもあります。法令や学内規則の制約はあるものの，割り当てられた研究費をどのように使うかは，教員の自由です。また，研究テーマについても，基本的には教員が自分の関心に基づいて決めることができます。研究成果は，学会などにおいて論文や口頭発表の形で公表されるのが基本です。看護関連の学会には，幅広い研究テーマを取り扱う学会もあれば，看護管理や看護教育といった特定のテーマを中心に取り扱

う学会もあり，どの学会に所属するかは，教員個人の任意で決められます。ただし，研究を行う場合には，患者など研究の対象となる人の身体的あるいは精神的なリスクを考慮するなど，研究倫理には特に注意しなければなりません。

　また，多くの教員の労働形態は裁量労働制です。業務遂行の手段や方法，時間配分などを大幅に労働者の裁量に任せる必要がある職業であると考えられているからです。活動を進めるうえで一定の裁量を与えられるため，教員としての倫理面での自己規制が同時に求められるのです。

5 省察的実践家として振る舞う

　同じ授業科目であっても，学年によって学生の態度や学力が違うと感じることがあるでしょう。同学年の学生であっても，クラスによって雰囲気が違うと感じることもあるかもしれません。教員が行う活動には，常に不確実性が伴うという特徴があるのです。

　不確実性とは，必ずうまくいくような教育方法はどこにもないことを意味します（曽余田・岡東編 2006）。したがって，教育現場ではその場の状況を読み取り，何をすべきかを判断する**省察的実践家**としての姿勢が求められます。教員は，さまざまな出来事をもとにした振り返りを繰り返すことによって，信念や振る舞い方を決めていくのです。

　省察的実践家が行う振り返りは，出来事の後に行うものに限りません。今まさに起こっている出来事についても，少しでもうまく進めようと努めます。どうすればうまく進められるかについては，過去の経験やそこから得た自分なりの考えを参照し，瞬時に判断するのです。こうした過去を参照し，次の判断を行うまでの一連の流れを「行為のなかの振り返り」といいます（金井・楠見編 2012）。行為のなかの振り返りでは，現状を見極め，それまでに行ってきた教育方法や，経験から得た教訓が通用するかを判断し，うまくいかない場合はそれらを修正して適用する，といった過程を経ます。これらの過程は瞬間的に，そして出来事が

終わるまで継続的に行われます。

3 教員の組織と文化を理解する

1 学問の自由が重視される

教育基本法の第 2 条では,「教育は,その目的を実現するため,**学問の自由**を尊重しつつ」行われるものと定められています。学問の自由は,日本国憲法第 23 条で定められているもので,学問に関する活動が知的好奇心に基づき,学外の権威から介入や干渉をされることなく,自由に行えるようにすべきという考え方のことを指します。

したがって,学問の自由が尊重されるということは,各教育機関における教育活動など諸々の運営に対する**自治**が認められていることを表します。看護教育においては,指定規則や指導ガイドラインといった法令があります。これは看護師を養成する教育機関としての最低基準が定められていることを示しています。したがって,各教育機関で教育内容や教育方法の詳細を自由に検討できるような裁量をもたせているのです。教員は,教育機関における教育の目的を実現する当事者として法令も踏まえながら,日々の活動に自律的に取り組む使命があるといえます。

2 互いの平等を基本としている

教員組織の構造は,専門学校であれば,校長,副校長,専任副校長,教務主任,専任教員で構成されています。大学であれば,学長を筆頭に学部長や学科長,教務委員長などの学部や学科の運営を補佐する役職,そして一般の専任教員といった構成になるでしょう(古橋編 2013)。

校長や学部長などは管理職であるからといって,絶対的な権力をもっているとは限りません。管理職の提案であっても,会議において教員間

の合意が得られてはじめて意思決定されることは多いでしょう。

　専門学校にはさまざまな経験年数の教員が在籍しています。しかし，各専門領域に複数の教員が配置されていることは少ないため，どちらかというと専任教員同士で協力し合いながら業務を進める傾向にあります（古橋編 2013）。

　大学であれば専任教員の職位は，教授，准教授，講師，助教といったものに分かれていますが，教務委員会のような委員であれば教授でも准教授でも担う可能性があります。担当する業務に職位が影響する程度は，それほど大きくないといわれています（中井編 2019）。つまり，専門学校でも大学でも，役職についている教員と一般の教員の間には，同僚としての意識があるといえます。

　同僚としての意識をもつ利点は，権力関係に依存せずに対話しやすくなるところにあります。職位の上下にかかわらず，教え合い学び合えるようになるのです。しかし，役職あるいは職位による階層構造が強すぎてしまうと，強い権力をもつ教員に従ってしまいかねません。パワーハラスメントのリスクも生じてしまうでしょう。

　もし，教員間の**同僚性**に課題がある状況であるなら，対等に対話できる場づくりから始めるとよいかもしれません。たとえば，授業の振り返りを行う研究会を設けている教育機関があります（堀・宮元 2015）。教員の経歴や役職にかかわらず，授業を行う同僚としてお互いに授業実践の方法や課題について対話することにより，多くの気づきが得られます。そして，教員間の同僚性の感覚を醸成することもできるのです。最初は互いに平等な場を意図的につくり，それをきっかけに組織文化として根づかせていくという方法もありうるでしょう。

❸ 教員の身分保障を理解する

　従来，教員は一度採用されると定年まで雇用され続ける前提で契約が締結されており，終身雇用の形態が一般的でした。教員が終身で所属機

関に雇用される権利のことを**テニュア**といいます。テニュアは，単に日本の正社員雇用における慣行として理解されるべきものではありません。なぜなら，テニュアには学問の自由との関連があるからです。つまりテニュアは，自由な教育研究をできる環境を整えるための身分保障として位置づけられるからです。

　しかし，現在ではテニュアに対する考え方は変化しつつあります。特に大学では，一定期間の任期で採用される有期契約の教員も増えてきました。教員の任期制には，人材の流動性を高め，教員の能力向上や組織としての新陳代謝を活性化させると考えられているからです。任期制により，教育研究の充実を図る目的があるのです。雇用の任期は，基本的には1〜5年の範囲です。例外的に，大学や短期大学の教員の場合は，任期が最大10年になることもあります。これには，労働契約法や大学の教員等の任期に関する法律，学内規則や人件費の財源といったものが影響します。財源が時限つきの補助金のような外部資金である場合は，財源が確保できる期間に応じて任期が定められるのです。

4 教員としてのキャリアを形成する

■ 専門性を高める機会を活用する

　教員は，教員になった後も継続して専門性を高めるための研鑽を積まなければなりません。看護関連の学会発表や論文にみられるように，看護技術や看護教育の方法は日進月歩で発展し続けています。教員はそうした知識を吸収するとともに学生に伝達し，さらに自らも新たな知を生成する役割を担っています。専門性を高める機会として，大学には**ファカルティ・ディベロップメント**の機会を設けることが大学設置基準で義務づけられています。たとえば，**アクティブラーニング**を促すための方法や，学習を評価するための方法といったように，教育実践能力を向上させるための研修会や教員相互の授業見学，研究能力を向上させる

ための研修会なども行われています。ファカルティ・ディベロップメントという用語ではないものの，専門学校でも教員になった後の継続教育の機会が設けられています。こういった専門性を高めるための研修会は，1つの教育機関内で行われることもあれば，同一の都道府県内の看護教員が一堂に会して行われるものもあります。

また，社会人大学院生として大学院に進学したり，教育や看護の関連学会に参加したりすることも専門性を高める機会です。大学院や学会で発表の機会を得られれば，参加者からの質問やコメントを通じて**フィードバック**♪を得られ，その後の研究あるいは教育実践に活用することができるでしょう。自分自身が発表しなくても，聴講するだけでもさまざまな情報を収集することができます。所属する教育機関を越えて情報交換を行えるネットワークづくりにもつながります。

2 自分のキャリアを振り返る

教員としてどのような**キャリア**♪を歩んでいきたいか，そのためにどのように専門性を高めていきたいか，といったことを考えるためには，自身のキャリアについて振り返る機会を設けることが効果的です。その方法の1つに，**ティーチングポートフォリオ**♪の作成があります。

ティーチングポートフォリオは，アメリカで1980年代頃から普及し始めました。自らの教育活動について振り返り，その記述を何らかの根拠によって裏づけた記録を，文書や図表の形でまとめたもののことをいいます(セルディン 2007)。ティーチングポートフォリオは，A4用紙8〜10枚程度の本文に根拠となる資料をつけて作成されるのが一般的です。限られた分量になるため，特に経験年数の長い教員は，自分のキャリアを特徴的に表す記録を厳選することになります。

ティーチングポートフォリオの本文には5つの要素が含まれます。1つ目は，教育の責任です。教育活動の職務範囲や所属する教育機関の教育方針との関連などについて記述します。2つ目は，教育の理念です。

育てたい学生像，教育を行ううえで大事にしたい思いや，必要だと思う知識や態度といったものが理念に含まれます。3つ目は，教育の方法で，教育の理念を達成するための戦略や具体的に取り入れている技法などを記します。4つ目は，教育の成果です。理念に基づく方法を実践した結果，学生が身につけたことや学生からの授業評価の結果などについて記述します。5つ目は，今後の目標です。教育活動を改善するために取り組みたいことや，教育活動を通じて短期的あるいは長期的に実現したいことを記述します。これら5つの要素について記述すると，要素間の関連や一貫性があるかを確認することもできます。

　教育活動だけでなく，研究活動や社会貢献，管理運営を含んで振り返るのであれば，**アカデミックポートフォリオ**♪を作成する方法もあります（セルディン・ミラー 2009）。研究活動であれば，自身の研究テーマ，代表的な論文，獲得した外部資金，所属学会における活動などを含めることができます。社会貢献であれば，学外での委員としての活動や公開講座の講師などの実績を記載できるでしょう。また，学内の業務を担っているのであれば，管理運営への貢献を示すことができます。

　ティーチングポートフォリオでもアカデミックポートフォリオでも，一度作成するだけでなく，内容を見直し繰り返し更新することが求められています。教員である以上，常に振り返りを行いキャリアについて考え続けなければならないといえるでしょう。

❸ 組織の目標と自己実現を見据える

　ティーチングポートフォリオに含まれる要素からもわかるように，教員としてのキャリア形成にあたっては，組織から任された役割を果たすことも，教員自身が大事にする理念や目標を実現することも考慮すべきであるといえます。

　組織から任された役割は，教育機関の理念，法人としての経営方針，カリキュラムなどの組織の目標と大きく関連します。教員としてのキャ

リアを考えるにあたって，まずは組織の目標と教員自身の理念を照らし合わせてみるとよいでしょう。

　少なくとも教員は，本務校である組織の目標達成に貢献しなければならない存在です。したがって，組織の目標と自身の理念にあわない部分が目立つときは，自らのキャリアを考え直す岐路にあるのかもしれません。組織の目標に自身を適応させるのか，組織を変えようとするのか，あるいは自身の理念にあう別の組織を探すのか，といったように，さまざまな選択肢が考えられるのです。

　キャリアの選択には，その拠り所となる最も大切な価値観である**キャリアアンカー** が影響します(シャイン 2003)。組織に縛られるのではなく自律や独立を求める思考をする教員もいれば，組織の規律を守って不確実なことやリスクを避けようとする教員もいるでしょう。

　いずれのキャリアアンカーをもつにしても，組織の目標を無視してよいわけではありません。無視するというよりは，キャリアアンカーにあわせて組織の目標と向き合うことを考えるほうが，所属する組織の目標に貢献しつつ自己実現も図りやすくなるでしょう。

6章

教育観の形成と類型

1 教育観とその特徴を理解する

1 教育観は教育活動に反映される

「厳しく指導したほうが学生は成長する」と考える者もいれば，「のびのびとやらせたほうが学生は成長する」と考える者もいるでしょう。多くの教員は，教育はどうあるべきかについての個人的な信念や価値観をもっています。この個人のもつ教育に対する信念や価値観を**教育観**＊といいます。教育観は，その人にとっての教育実践を支える思想とも言い換えることができます。

個々の教員は教育観に沿って教育活動を行います。たとえば，「のびのびとやらせたほうが学生は成長する」という教育観をもった教員は，授業中も学生の意見を取り入れたり，授業時間外の学習についても細かな指示を与えずに学生の主体性に任せたりしたいと考えて準備をするでしょう。

また，教員は授業中に頻繁に意思決定に迫られることが指摘されています(吉崎 1997)。なぜなら，授業は事前の計画通りに進まないことが多いからです。教員の説明に対して学生が理解できない表情をしたり，予想もしないような学生の発言があったり，学生間で私語が交わされていたりするなど，教員がどのような対応をするのかを即時に決めて行動する場面があります。そのような教員が行う意思決定にも教育観が反映されます。

教員の教育観は教育に関する学習や経験によって形成されていきま

す。日々の教育活動の実践と振り返りにより，単純で素朴であったものから洗練されたものへと発展し徐々に形成されます。なお，学生であっても，これまでの教育を受けてきた経験や後輩などの指導の経験などから，単純で素朴かもしれませんが一定の教育観をもっているといえます。

② 教育観と看護観に共通する人間観

看護教員には，教育観に加えて，看護に対する信念や価値観である看護観があります。看護教員は，自分の信念のもと，自分が正しいと考える看護，あるいは重要なこととして考えている看護をもち，学生に伝えているといえるでしょう。教員と同じように看護師も実践から自分の信念を構築していく**省察的実践家**であるからです。

教育観においては学生，看護観においては患者などという対象の違いがあるもののどちらにも，人間をどのようにとらえるのかという個人の人間観が反映されています。学生と対象者という支援の対象をもっているという共通性もあり，教育観と看護観に関連性を見出すこともあるでしょう。教員と看護師の2つの**専門職**の顔をもつ看護教員には，人間をどのようにとらえるのかを明確にする必要があるといえます。

> **コラム** 「教員」と「看護師」としてのアイデンティティの狭間で
>
> 　教員養成講習で「教育原理」や「教育方法」などを学んでいた頃は，「教員」というアイデンティティをもって，学生を第一に考えることや，自分なりに教育について考えることの重要性を感じていました。そして，看護教員は「看護師」として看護観をもつことと同時に，「教員」としての教育観を形成していくことが必要だとわかったつもりでいました。
>
> 　しかし，実際に教員になりたての頃は，演習や実習で学生の看護技術がスムーズにいかないと，「こんな技術ができない看護師にみてもらう患者さんがかわいそう」という思いを強くもちました。看護師として

学生の技術を評価していたため，学生をより厳しく指導するようになり，学生の技術が向上しないと，学生の理解が悪いためであり，教員としての自分の姿勢や教育方法によるものとはあまり感じていませんでした。

やがて，学生との関係がギクシャクし，学生が筆者の指摘に対して「はい，はい」と二つ返事をするようになりました。そのような状況を振り返ってみたところ，筆者が看護師としての視点だけで学生をみていたこと，厳しい指導だけでは学生が十分理解できないことに気づきました．そして，学生が技術を上達できるためにはどのように教えれば効果的なのかを考えたり，学生がどのように思考するのかに注目したりするようになりました。これが筆者の教育観を形成する出発地点になったように思います。このように教員として学生をとらえようとすることで，教育方法だけでなく，学生との関係も改善できるようになりました。

看護師は学生の頃から看護実践のうまくいかなかった体験や患者の反応を振り返り，自己洞察をしながら自らの看護観を形成してきています。同様に，看護教員は日々の授業や実習指導のなかで学生の反応を確認しながら，自らの教育方法や教育に対する考えを振り返ることで教育観を形成していきます。看護教員にとっては，看護師と教員の2つのアイデンティティのバランスをどのようにとるのかが教育観の形成において大事なことといえるのではないでしょうか。　　　　（森千鶴）

3 社会や組織にも教育観がある

教育観は個人的なものだけでありません。社会や組織にも教育観があります（大浦 1990）。国の審議会によって作成された行政文書は特定の教育観によって貫かれています。たとえば，2012 年の中央教育審議会の答申においては，日本の目指すべき社会像を示したうえで，生涯にわたって学び続ける力や主体的に考える力をもった人材を育成するために，**アクティブラーニング**を推進することが提案されています（中央教育審議会 2012）。

また，さまざまな**学会**や組織なども特定の教育観に基づいて提言す

ることも少なくありません。たとえば，日本看護系大学協議会は「看護学士課程教育におけるコアコンピテンシーと卒業時到達目標」を公表することで，看護教育の**カリキュラム**✎のあるべき姿を示しています(日本看護系大学協議会 2018)。また，国の示した方針に対して批判的な立場から教育観を示す学会や組織もあります。

　個々の教育機関にも教育観があります。建学の精神や教育理念といった形で教育機関の教育観が明示的に示されている場合もあれば，明示化されていなくても教育機関のなかで歴史を通して文化として大事にされてきた教育観がある場合もあります。たとえば国家試験合格に向けた組織的な指導に重点をおく機関もあれば，国家試験合格に向けた学習はある程度学生の自主性に委ねる教育機関もあります。複数の教育機関で勤務すると機関ごとの教育観の違いを実感できるでしょう。

　個人の教育観は教育機関や時代の要請からも影響を受けることになります。教育機関の教育観と個人の教育観に共通点が多ければ，教員は教育機関に対して快適に感じながら教育活動を行うことができます。一方，教育機関の教育観と個人の教育観に相違点が多ければ，教員は違和感をもち，別の教育機関に異動する場合もあるでしょう。

2　さまざまな側面から教育観を理解する

🔳 対立する伝統的な教育観

　望ましい教育のあり方は，これまでさまざまな教員や研究者によって提唱されてきました。対立する伝統的な教育観として，**本質主義**✎と**進歩主義**✎があります(井上 1983, Brubacher 1939)。この2つの教育観は，カリキュラムの編成の考え方などにおいて系統主義と経験主義と呼ばれることもあります。

　本質主義では，教育内容は先達たちがもたらしてくれた知識や文化の集積であり，教育においてはその伝達が重要であると考えます。本質主

義は本質を重視する考え方であり，本質とは学問，芸術，倫理，技術，慣習といった社会的遺産です。本質的であり普遍的である教育内容を系統的に教育することが重視され，評価においては学生がどれだけ知識を身につけたのかが重視されます。

　一方，進歩主義では，これまでの知識や文化に全面的に固執するのではなく，誤りがあれば修正し進歩するべきであると考えます。進歩主義では，科学的な知識は客観的な真理ではなく，社会や生活に密接した活動のなかで検討されるべき情報としてとらえられます。学生が固定した教育内容を学習するよりも，興味や関心に沿って現実の課題を解決していくための思考方法や研究方法などの能力を高め，生涯を通して学習し続ける姿勢を身につけていくことが重視されます。

　このように教育のあり方に対して異なる立場があります。しかし，どちらの立場が正しくてどちらの立場が間違っているととらえるべきものではありません。それは，教育という行為にはさまざまな機能があり，どの機能を重視するかによって立場が変わるからです。たとえば，文部科学省が告示する教育課程の基準である**学習指導要領**✐の改訂は，基礎学力の定着やゆとり教育などの用語に代表されるように本質主義と進歩主義の間を振り子のように振れてきたと指摘されています(田中 2019)。個々の教員にとって重要なことは，さまざまな教育観を理解することによって，自分自身の望ましい教育のあり方を形成していくことです。

2 学生はどのような存在か

　目の前にいる学生を，教員に依存した学習者ととらえるのか，それとも自己決定を望む学習者ととらえるのかによって，教育観は異なります。これは目の前にいる学生を成人としてとらえるかどうかとかかわります。

　人は成長するなかで学び方が変わることが知られています。成人教育学者のノールズは，子どもに対する教育の方法をペタゴジーと呼び，成

表6-1　ペタゴジーとアンドラゴジーの比較

	ペタゴジー	アンドラゴジー
学習者の自己概念	教員に依存した学習者	自己決定を望む学習者
学習者の経験の位置づけ	学習のプロセスで築き上げていく	豊かな学習資源となる
学習へのレディネス	心身の成熟の度合いに応じて変化する	生活上の課題や諸問題への取り組みに応じて生じる
学習の志向性	教科内容の習得が中心になる学習	問題解決に取り組むことが中心になる学習
学習への動機づけ	外的な報酬や罰	内的な刺激や好奇心

ノールズ(2002), p. 39 およびノールズ(2005), p. 74 をもとに筆者作成

人に対する教育の方法を**アンドラゴジー**♪と呼び，それぞれの違いを整理し，成人に対する教育のあり方をまとめました**(表6-1)**。

　看護教育機関に在籍している学生の多くは，成人への転換期にいるという見方もでき，学年によって望ましい教育のあり方は変わるとも考えられます。また，学生が成人学習者の特徴を身につけられるように支援するという視点も必要でしょう。たとえば，学生本人の意識は別として，「私はあなたたちを自分で責任がとれる大人と考えて接します」と学生に宣言するという方法が効果的な場合もあるでしょう。

❸ 教員はどのような存在か

　教員のとらえ方についての対立的な考え方に，**教師聖職者論**♪と**教師労働者論**♪があります。

　教師聖職者論では，教員は崇高な使命である教育活動に邁進すべきであり，献身的な職務態度が求められると考えます。以前は牧師や僧侶が教員になることも多かったことから，教員は聖職者にたとえられてきました。聖職者という考え方から，教員は報酬に関係なく教育に従事することが期待されます。

　一方，教師労働者論では，教員はほかの職業と同様に労働者であり，

経済的報酬に関心をもち，自分自身の生活を充実したいと考えます。教員を労働者としてとらえる考え方は，教師聖職者論を批判する教職員組合運動を基盤として広がりました。労働者という考え方では，教員は報酬の範囲内において教育に従事すべきであると考えます。

　また，教員には教育志向か研究志向かという対立軸もあります。特に大学教員は教育と研究の両方の活動が期待されるため，ときとして個人のなかで葛藤が生じることもあるでしょう。全国の大学教員を対象とした調査によると，教育志向の教員が32％であるのに対して，研究志向の教員が68％と報告されています（有本編 2008）。

4 教育方法はどうあるべきか

　教育方法にはいくつかの類型があり，教員がどの方法を選択するかは教育観とかかわるものです。1つの類型は，教員中心型と学生中心型です。教員が詳細に学習内容を準備したり，説明を中心とした講義法を用いたりすることは，教員中心型といえるでしょう。多くの情報を伝達することに重きをおく場合には適した方法ですが，動機づけをしないと学習意欲をもてない学生は退屈に感じるかもしれません。一方，学生の興味関心に沿った学習内容を準備したり，ディスカッションやグループワークを取り入れたりすることは，学生中心型といえるでしょう。学生の主体的な活動に重きをおく場合には適した方法ですが，重要な知識が抜け落ちるおそれもあります。

　また，成果重視型と過程重視型という類型もあります。学習目標を達成することが最も重要であると考える成果重視型の教員もいれば，学生の学習の過程において学習に対する興味や関心を高めていくことこそが重要であると考える教員もいるでしょう。たとえば，実習において成果を重視すると，学生はよい成績をとることばかりに気がとられてしまい，看護や患者に対する興味が薄れがちになるかもしれません。一方，過程重視型では学生は一生懸命に看護を行うことが重要と思い，実習記

表 6-2　教育方法に対する見方や考え方

型	指導例	指導例	型
教員中心型	説明の機会を多くとる。 教師のペースで。	発言の機会を多くとる。 学生のペースで。	学生中心型
説明型	遊びの要素は入れない。 質問が出ないように。	ゲームなどの遊びの要素を 入れる。 質問が出るように。	発見型
教科書型	指導は教科書が主。 決まった教科書だけで。	指導は資料が主。 さまざまな教材を活用する。	併用型
指示型	具体的な指示を与える。 宿題を出す。	自発性に任せる。 宿題を出さない。	まかせ型
定型型	指導過程は型にはめる。 板書は丁寧に写させる。	指導過程は流動的。 ノートのとり方は自由。	流動型

浅田ほか編 (1998)，p. 137 をもとに筆者作成

録やレポートがおろそかになりがちになるかもしれません。

　それ以外にもさまざまな類型があります。**表 6-2** は，個々の教員の教育方法に対する考え方を明確にするために作成された枠組みです。自分の教育方法の特徴を明確にし，自分の教育観を確認するうえでこの枠組みは役立つでしょう。

5 学生集団をどのように導くか

　授業やクラス運営などにおいて学生集団をどのように導くのかにも教育観が反映されます。

　自分の教育観を明確にする際に参考になるのがリーダーシップの類型です。リーダーシップは専制型，民主型，放任型に分類されることがあり，教員の授業やクラス運営の類型化にも利用されています(三隅・中野 1960，辰野 2009)。

　専制型のリーダーシップは，教員の指導や管理を重視するものです。どのような学習をするのかを教員が決めるという教員中心型の方法です。教員は学生が望ましい行動を引き起こすように環境を整えることが

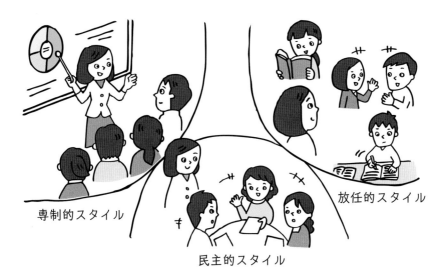

専制的スタイル

民主的スタイル

放任的スタイル

重要になります。

　民主型のリーダーシップは，授業やクラス運営などにおいて学生の参加を重視するものです。クラスの計画を立てたり，意思決定をしたりするときに，学生を参加させたり，意見を聞いたりします。その背景には，学生は教員が適切に指導すれば，責任ある意思決定ができるという考えがあります。

　放任型のリーダーシップは，学生の行動に教員が関与せずに委ねることを重視するものです。自分の学習したいものを自由にやりなさいという方法です。放任型のリーダーシップは，創造的で有能な学生に対して効果的であるといわれており，「自由の学風」を標榜する教育機関もあります。

3 自分の教育観を洗練させる

■ ロールモデルの教員から考える

　日々の教育活動とその振り返りによって教育観は確立していくもので

すが，それ以外にも教育観に影響を与えるものがあります。その1つが**ロールモデル♪**となる教員の存在です。ロールモデルとなる教員をみつけることができると，自分がその教員に近づくために，自分は何をしたらよいのか，自分には何が足りないのかを考えるようになります。その過程でロールモデルとなる教員の教育観を理解し，自分の教育観を洗練することができます。

　小学校から高校までの教員を対象とした調査によると，教員の半数程度にロールモデルとなる教員がいることがわかっています(愛知教育大学 2016)。具体的には，「教科指導力，生活指導力に優れた教員」「子どもへの理解が深く愛情に溢れ，子どもを第一に考える教員」「子どもとのコミュニケーションのとり方や接し方が上手な教員」「授業がわかりやすく説明上手な教員」「人間としての魅力があり，人をひきつける力がある教員」「向上心をもち，授業の準備や研究に熱心な教員」などがロールモデルの特徴として挙げられています。

　また，ロールモデルは身近な教員だけではありません。過去の教員や教育思想家の教育観は書籍などを通して理解することができます。たとえば，国語教師であった大村はまは書籍を通して多くの教員の教育観に影響を与えています。大村の書籍では，教育者として学習者に慕われたり，教育者のおかげで学習者が学習できたと思わせたりするのではなく，教えられていることを学習者に気づかせずに，自分の力で学習できたと思わせることが教育において重要だという教育観が示されています(大村 1996)。

　優れた教員がどのような教育観をもっているのかはさまざまな研究である程度明らかになっています。たとえば，アメリカの大学における優れた教員を対象とした研究では，優れた教員は学生の学習について「知識は創り上げるものであり，受け取るものではない」「メンタル・モデルはゆっくりと変わる」「質問は重要である」「気にかけることが重要である」と考えていることが報告されています(ベイン 2008)。

❷ ほかの教員と教育について議論する

教育観を洗練させるためには，身近な教員との議論も効果的です。な
ぜなら，同じような学生を対象に授業をしているため，共通の課題や解
決方法をもっているからです。特に専門分野が近い教員とは，教育内容
についてさらに具体的な話ができるでしょう。その際に重要なことは，
授業において何を実践しているのかだけではなく，なぜその実践をして
いるのかといった背景について議論することです。

ほかの教員と教育について議論することは多くの教員が大事だと考え
ていますが，実際にはそのような機会は少ないのではないでしょうか。
なぜなら，教員は，ほかの職業と比べて単独で行う業務が多いからで
す。日頃からできるだけほかの教員と自由に会話できる関係を意図的に
つくる必要があるといえるでしょう。

近年では**ファカルティ・ディベロップメント**♪のように教員が合同で
教育について考える機会が増えています。また，授業公開や授業見学と
いった形態で授業について教員相互に議論する機会も増えています。そ
のような機会も教育観を洗練する機会として活用しましょう。

❸ 教育観を文章化する

自分の教育観を文章化することは重要です。なぜなら頭のなかにある
思考は，漠然としたものが多いからです。文章化し，可視化されること
で，自分の思考が整理され明確になります。また教育観を文章化するこ
とで，自分の教育や学生に対する見方や信念，価値観を確認することが
できます。このように文章化することで，自己の教育観を洞察し，洗練
することになり，教育者としての成長を確認することが期待されます。

教員自身の教育の経験を文章化する**ティーチングポートフォリオ**♪は，
自分の教育観を明確にしたり，教育観と実践との整合性を考えさせると
いう効果があることが指摘されています（大学評価・学位授与機構 2014）。

❹ 教育観と実践の整合性を考える

　教育観を明確にすると，自分の望ましいと考える教育と実際の教育活動に隔たりがあることに気づくことがあります。たとえば，学生の状況にあわせて教育することを最も重要と考えていたとします。しかし，学生の状況とは何を指すのか，あわせるといってもその方法が明確にはわからないといった状況に陥ることもあります。特に新任教員は追い求める理想が実際の教育活動にあわなくなることが多くあります。また学習した教育理論に影響を受けた教育観をもつものの，その実践が難しく，理想と現実のギャップに悩むこともあるでしょう。

　しかし，そのような葛藤こそ，教育観と実践の整合性を考える機会になります。教育観と実践を整合させる方法には2つ考えられます。1つは，日々の実践を段階的に教育観にあわせていくという方法です。教育観にあった実践を少しずつ加えていくのです。このとき，できていないことに目を向けがちですが，小さいことであってもできていることやこれからできることに目を向けていくことも必要になります。また，教育観にあった実践に向けて教育方法などの能力の習得が必要になる場合もあるでしょう。自ら能力開発の機会をつくり，教育観と実践の整合性を高めていきましょう。

　もう1つは，教育観自体を見直していくという方法です。もしかしたら教育観そのものが現実からかけ離れた理想にすぎず実現可能性が低いという場合があるのかもしれません。教育観は，教員にとって自身の教育実践の成功をもたらすための原理や原則です。柔軟な姿勢で教育観を見直し改善していくことも検討してみましょう。

7章

教育における倫理

1 教育における倫理とは

❶ 教員には高い倫理観が求められる

　教育活動において，教員がすべき行動とすべきでない行動があります。そのような行動の規範となる原理を倫理と呼びます。教員は倫理的な行動をとることで，学生や社会から信頼され，教育の使命を全うすることができるのです。

　嘘をつかずに誠実に話す，約束したことは守る，不公平な扱いをしない，他人の人権を侵害しない，個人情報を守るなどといった一般的な職業倫理は，どの職業においても求められるものであり，当然教員にも求められるでしょう。

　教員の場合は，ほかの職業よりも高い倫理観が求められます。国などの予算が教育機関に投入されていることに加えて，1人の人間を育てる，学生の人生に大きな影響を与える立場であるからでしょう。教員は崇高な使命である教育活動に邁進すべきであり，献身的な職務態度が求められるという**教師聖職者論**の考え方があります。現在では，教員を聖職者とみなす考え方は薄まってきましたが，何か不祥事を起こすと，ニュースや新聞で大きく取り上げられるように，教員に対する世間のとらえ方は大きくは変わらないともいえます。

　近年，教員の倫理の問題として，パワーハラスメントの一類型である**アカデミックハラスメント**が広く注目されるようになりました。アカデミックハラスメントとは，教育機関における教員の権力を利用した学

生に対する嫌がらせです(湯川 2011)。たとえば，理由を告げずに単位を与えない行為，学生本人の希望しない研究テーマを押しつける行為，最も大きな貢献をした者を論文の第一著者にしない行為などがあります。多くの教育機関ではアカデミックハラスメントの防止のための指針を策定し，専門の相談窓口を設置し，対応が必要な案件については調査・懲戒委員会を立ち上げて対処を講じるようになっています。

2 法律や指針に沿って行動する

定められた法律や指針に沿って教員が行動することは当然のことです。法律は国が定めたルールであり，どのような行為が正しいのか正しくないのかを示しています。たとえば，**学校教育法***の第11条には，「校長及び教員は，教育上必要があると認めるときは，文部科学大臣の定めるところにより，児童，生徒及び学生に懲戒を加えることができる。ただし，体罰を加えることはできない」と記されています。たとえば，試験において不正行為をした学生に対して，懲戒として一定期間の停学処分にすることがあります。しかし，どのような場合においても体罰は許されないことがわかります。

専門職*は一定の行動規範を共有することが重要であるため，専門職団体が自主的に倫理綱領を定めることがあります。看護師であれば，日本看護協会が「看護者の倫理綱領」を定めています。一方，教員の場合は，日本教職員組合による「教師の倫理綱領」などがありますが，倫理綱領を共有する専門職団体に所属する教員が少ないという課題があります。

教員の行動の規範として倫理綱領を定める組織もあります。日本看護系大学協議会は，「看護学教育における倫理指針」を定めています**(表7-1)**。筑波大学や北海道大学は教育機関の単位で倫理綱領を定めています。また，倫理綱領を定めている専門学校もあります(北出ほか 2008)。

表 7-1　日本看護系大学協議会が定める学生に対する倫理的配慮

1. 看護学教育目標達成に最善の努力をする。
2. 第一義的責任は学生の権利の擁護であり，この責任は看護学教育を遂行する中で最優先する。
3. 学生のケアを受ける人々の個人情報の守秘と保護に努め，教育・指導する。
4. 学生のケアを受ける人々の権利の擁護と同様，安全，安寧を損なわないよう個人衛生に努め，感染症に罹患しないように教育・指導する。
5. 学生が実習や研究を行うにあたって，対象となる人々の意思を尊重しかつ慎重に確認する。
6. 教員は自己の権欲のために学生を心理的に操作，あるいは利用をしない。
7. 教員は学生および学生のケアを受ける人々に倫理的な行動モデルを示す。
8. 教員は看護職としてのモデルを示す。
9. 教員は教員としてだけではなく，一人の社会人としてのモデルを示す。

日本看護系大学協議会(2008)：看護学教育における倫理指針(改訂版)より
(https://www.janpu.or.jp/umin/kenkai/rinrishishin08.pdf)

❸ 教員自身の倫理観を高める

　定められた法律や共有された倫理綱領は，教員が倫理的な判断を必要とする業務に直面した際に役立ちます。しかし，自ら考えずに法律や倫理綱領に沿って行動すればよいというものではありません。なぜなら，本来倫理とは，個人が批判的思考をもって慎重に検討すべきものだからです。実際，専門職の倫理綱領には，内的基準である倫理と外的基準である規定の間に根本的な矛盾があると指摘されています(西村 2006)。また，倫理綱領には抽象的な表現が多く，日常の教員のさまざまな具体的な行為の善悪を判断できないことがあります。

　そのため，教員が自身で倫理観を高めていかなければなりません。単に規則に沿って行動するのではなく，その行為がよいことかどうかを自らが判断して行動する姿勢が求められます。たとえば，体罰は学校教育法において定められており禁止すべきものです。しかし，体罰は暴力と同じであること，人間関係を悪化させること，学生の自立を妨げる可能性があること，いじめを誘発する可能性があることなどを検討した結果，禁止すべきものと理解したほうがよいでしょう。そのような姿勢を

もつことで，法律や倫理綱領では十分に判断できない具体的な行為についても検討することができるようになるでしょう。

2 教員に倫理観が必要な理由を理解する

1 学生に対して大きな力をもつ

　学生の行動に対して教員が非常に大きな力をもつことを自覚しなければなりません。授業のなかで，「ペアをつくってこの問題を議論してください」「レポートを2週間後までに必ず提出してください」というように，教員から学生に指示を与える場面があります。そのような場面で，学生はなぜ教員の指示に従って行動するのでしょうか。教員のことを心から尊敬しているからかもしれません。一方，単位を修得し卒業したいから仕方なく指示に従っている場合もあるでしょう。

　教員と学生には，評価をする者と評価される者という非対称な関係があります。教員は学生の成績を判定し単位を認定します。単位や卒業の認定によって教員は学生に対して大きな力をもつといえるでしょう。学生が毎週教室に来て，教員が指示した課題に取り組み，試験に向けて学習する背景に教員のもつ力の存在があることは否定できません。

　教員のもつ力を学生の前で誇示すると，相互の間に溝をつくることになります。自分を評価する教員に対して，学生自らの悩みや弱い部分を正直に伝えることができなくなります。教員の考え方と異なる考え方をもつことにも消極的になるかもしれません。

　さらに，教員が力を不適切に使った場合は，ハラスメントになりかねません。学習とまったく関係ない課題を与えたり，別の方法があるにもかかわらず苦痛を与える活動をさせたり，寝る時間がなくなるほどの課題を与えたりすることは，倫理的に不適切な行為といえるでしょう。

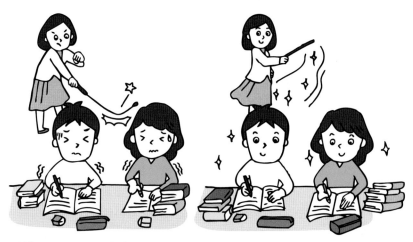

教鞭をとるというけれど…

❷ 倫理に反する行為は隠蔽されやすい

　教室のように外部から閉ざされた空間でほとんどの授業は行われます。多くの場合に教員は単独で授業するため，どのように授業を進めているのかは同僚の教員も知りえません。また，閉ざされた空間だけが原因ではなく，教育という活動自体に倫理に反する行為が隠蔽されやすい特徴があります。倫理に反する行為も学生の学習のための行為だったと当事者の教員自身が正当化してしまう可能性があるからです。

　倫理的判断において**帰結主義**という考え方があります。帰結主義の立場では，行為から生じる帰結によって，その行為がよいことであるのかを判断します。たとえば，過度に執拗な叱責であっても，「結果的に学生の学習につながっているからよい行為である」ととらえると，教員だけでなく学生も納得してしまうのです。同様に，学生にとっては過度につらい経験になることであっても，「患者が抱く思いを学生が理解できたからよい」となるかもしれません。帰結主義の立場をとることに

よって，倫理に反する行為が正当化されてしまうことには注意する必要があります。

3 倫理的な教育の論点を理解する

■1 学生の学習に対する責任を果たす

それでは，倫理的な教育活動とはどのようにして達成することができるのでしょうか。まずは，教員が学生の学習に対する責任を果たすことです。**教育基本法**✎ の第9条に「法律に定める学校の教員は，自己の崇高な使命を深く自覚し，絶えず研究と修養に励み，その職責の遂行に努めなければならない」と記されているように，自分が担当する教育活動に誠意をもって労力と時間を注ぐことであるといえます。

学生の学習に対する責任を果たすとは，単に授業中に熱意をもって指導するだけにはとどまりません。授業に備えて準備をする，個々の学生のレポートに丁寧にコメントする，学生の相談に応じる，次年度の開講に向けて改善方法を検討するなど，授業時間外の活動も含まれます。教員が多忙化しているなかで，教育活動のあり方を自問する必要があるでしょう。

研究活動が好きで教員になる場合もあり，教育活動よりも研究活動に重きをおく教員もいます。新しいことを発見する研究は，教員自身の好奇心に基づく活動です。教員の研究活動は質の高い教育のためにも重要な活動です。特に大学の教員評価の制度において，研究活動の業績が優先されるため，自身の**キャリア**✎ の形成という側面からも研究志向が促されるかもしれません。しかし，研究に時間とエネルギーを注ぐことで教育活動を軽視することはできません。

■2 学生の人格を尊重する

当然，学生に対する差別的な発言は学生の人格を否定するもので許さ

れることではありませんが,「この学生は○○だ」と決めつけてしまい,学生の多面性をみようとしないのも,学生の人格を尊重していない行為となります。決まった鋳型に学生をはめ込もうとしたり萎縮させたりすることは,個人の尊厳を重視する教育の目的からも問題があるといえるでしょう。教員の価値観の一方的な押しつけも,学生の人格を尊重していない行為とみなされます。

授業のなかで自分の価値観を話す教員もいるでしょう。それ自体に問題はありませんが,自身の価値観を学生に押しつけたり,教員と異なる学生の価値観を否定したりすることは適切とはいえません。また,一方的な詰め込み型の授業も,別の学び方を望む学生を尊重していない形態ととらえることもできるかもしれません。

教員が学生を対象として研究を行う場合にも注意が必要です。教員が研究を実施するうえで,学生が提出したレポートを分析したり,学生にアンケートの回答に協力を求めたりすることもあるでしょう。教員から許諾を求められたら,学生は十分に納得していなくても承諾せざるを得ないかもしれません。研究の意義を伝えたうえで,学生の自主的な意思が尊重されているかを確認する慎重な態度が必要となります。

3 必要のない苦痛は与えない

必要のない苦痛を学生に与えることは倫理的に問題があります。たとえば,看護技術の演習で学生はさまざまな体験をしますが,場合によってはその体験が苦痛を伴うこともあります。したがって,体験をすることによって何を学習させたいのかを教員はよく考える必要があります。学生の学習目標の達成に向けて別の方法がみつからず,苦痛を伴う体験の必要性を事前に学生に説明して合意を求めることもあるかもしれません。そのときは,教員の強制力が働き,学生は拒否することができないこともあります。多くの場合,学生がモデルになるのではなく,モデル人形を使用して実施できるでしょう。モデル人形を通しても,その体験

が対象者にとって苦痛であるということを学生は容易に想像することができます。

　学生の苦痛は身体的なものだけではありません。演習や実習において，恥ずかしいと感じたり，強いストレスを感じたり，居心地が悪く感じたりするなど，精神的な苦痛もあります。そのような精神的な苦痛を伴う体験の例としては，床上排泄が挙げられます（小山編 2003）。同様に，自宅での実施であっても，おむつでの排泄体験などは精神的な苦痛が伴う体験と考えられます。

　授業や実習指導において，学生に注意を与える場面があります。注意する方法が不適切であれば，倫理的な問題になりえます。多くの学生の前で1人の学生を長時間注意したり，学生の属性や性格などを否定したりしたら，学生に大きな精神的苦痛を与えてしまいます。

コラム

学生との距離感を近づけたことが裏目に

　筆者が教員になったばかりの頃，臨地実習で5〜6名の学生グループを3週間担当することになりました。そのグループには社会人経験がある学生Cさんがいました。Cさんは，ほかの学生より年齢が上であったことから，メンバーからは一目おかれるリーダー的存在でした。Cさん自身はメンバーから敬語を使われて頼られることに負担を感じているようで，メンバーとの人間関係についての悩みを筆者に相談してきました。筆者は時間の許す限り話を聞き，それなりにCさんと信頼関係が築けているつもりでいました。

　ある日のカンファレンスで，Cさんは患者とのやりとりがうまくいかなかったことを話しました。話を聞く限りではCさんが患者に対して失礼な言動をしたとは思われず，筆者には悩むほどのことではないように感じられました。カンファレンスの後に改めてCさんの話をじっくり聞き，「そんなこと気にすることないよ」と伝えました。

　その翌日からCさんの態度が急に変わり，攻撃的な言動がみられるようになりました。筆者が自分の対応に何か問題があったのか，直接Cさんに尋ねてみたところ，「先生は私のことをバカだと言いました。すごく悩んでいることを"そんなこと"と言いました。今まで親身になっ

て相談に乗ってくれていたと思っていたのに，心のなかでは私のことを見下していたのかと思うと許せません」と思いもよらない厳しい言葉が返ってきたのです。Cさんによると，筆者は「そんなこと気にすることないよ」の後に「バカだなぁ」と言ったそうです。筆者がその発言をまったく覚えていなかったのは，家族や友人と過ごしているときのように普段の言動が不意に出てしまったからなのでしょう。筆者は自分が何げなく発した言葉がCさんを傷つけてしまったことを心から謝りました。

　当時は学生と年齢が近かったせいか，学生は先輩や友人のように筆者に親しく接してきていました。筆者も，先輩教員から新人教員の時期にしか築けない学生との関係があるとも聞いていたため，かつて病院で働いていた頃に後輩と接していたように，言葉遣いや態度に気をつかわずに学生と接していました。しかし，教員との距離感が近いことに居心地のよさを感じる学生もいれば，不快だと思う学生もいます。そのことを念頭において，言葉遣いや態度に配慮しながら学生との関係を築かなければなりません。学生の人格を尊重することは教員に求められる倫理の基本ですが，実際に行動で示すのは簡単ではないことを実感した経験でした。

（嶋﨑和代）

▲ 多様な学生の存在を理解する

　現在の看護教育機関には，社会人経験をもつ学生，子どもをもつ学生，障害のある学生，留学生などの多様な学生が存在しています。さまざまな属性，経験，文化をもった学生を受け入れることで，教育機関は活力を生み出しています。

　教員にはすべての学生が安心して学習できるようにすることが求められます。教育機関の制度や慣習は，多数派の学生集団の特徴を前提につくられることが多いため，少数派の学生はさまざまな不利益を被る可能性があります。したがって，特別の配慮が必要な学生がいるかどうかを確認することが求められます。

　授業のなかでも多様な学生がいることを前提にして，自分の言動や使

用する教材が適切かどうかに敏感になりましょう。たとえば，すべての学生の両親が健在であるという前提，医師は男性で看護師は女性という前提，同性愛者は存在しないという前提で話をしてしまうと，自分の存在が否定されたと感じてしまう学生がいるかもしれません。

　また，特定の疾患をもった人や障害のある人への看護を授業で取り上げることもあるでしょう。その際，学生自身やその家族に同じ疾患や障害のある人がいるかもしれないことを考慮して，不快に思わないような表現を心がける必要があります。

　教員として，同じ課題を達成するのに人より多くの時間を要する学生も気になる存在といえるでしょう。そのような学生に対しては，**キャロルの時間モデル**♪において指摘されているように，能力の低い学習者とみなすのではなく，より多くの学習時間が必要な学生ととらえて，適切な時間外学習を与えて支援していくべきでしょう。

⑤ 公平な成績評価を行う

　学生の成績評価においては，公平であることが求められます。近年では，すべての学生に対して同じ条件で一律に評価を行うことは，必ずしも公平であるとはみなされなくなっています。たとえば，問題用紙を読むことに困難がある学生がいる場合，ほかの学生と同じ問題用紙による試験で評価すると，学生が身につけた能力を正しく評価することができません。その場合は，問題用紙を拡大したり，特別に試験時間を延長したりするなどの配慮をすることで，ほかの学生と公平な評価が可能になると考えられています。多くの大学が入学試験において活用する大学入試センターによる試験では，そのような配慮は受験者の権利として認められています。一律な評価方法では，一部の学生にとって不利になる場合があることを理解しておきましょう。

　多様な学生を目の前にすると，何らかの特別の配慮をしたいと考える教員もいるでしょう。しかし，評価方法を考える際には，特別の配慮の

方法を先に考えるのは適切ではありません。まずは，すべての学生に障壁のない評価方法がないかを検討することから始めます。これは，**ユニバーサルデザイン**♪の考え方と共通します。たとえば，問題用紙に小さい文字が使用されている場合，視覚障害のある学生だけでなく，視力が弱い学生にとっても，文字を読むのに困難を伴います。この場合は一定数の学生が不利益を被らないようにするため，拡大文字の問題用紙を別途用意する必要があるでしょう。しかし，はじめから全員に配付する問題用紙の文字を大きくしておけば，別途用意する必要はなくなります。自分の評価方法が多くの人に利用可能であるような形になっているのかを確認すべきでしょう。

⑥ 学生の個人情報を保護する

　教員は学生のさまざまな個人情報に触れる機会があります。出身地や，住所，電話番号から，家族構成，成績，学習の悩みといった学生の情報を知りえます。そのような学生の個人情報を保護することも教員にとって重要なことです。個人情報については，2003 年から施行された個人情報保護法と略される個人情報の保護に関する法律が施行されています。法律で定められた不適切な行為について理解しておきましょう。また，個人情報を含む資料はパソコンに保管しないことやメールでのやりとりでの注意など，個人情報の管理に関する一般的なルールを徹底しましょう。

　授業時間外にグループ学習に取り組みたいから学生の連絡先リストをつくりたい，優れたレポートがあったので授業中に取り上げて紹介したいなど，教育活動を進めるうえで個人情報を活用したい場面もあるでしょう。その際には，個人情報を活用する意義を学生に丁寧に説明したうえで，事前に了解をとらなければなりません。

7 実習の協力者に配慮する

看護教育は，さまざまな学外者の協力によって成立しています。実習においては，実習先の病院管理者や指導者に前もって教育目標などを伝え，協力を得る必要があります。

学生が実習で受けもつ患者などの対象者には，事前に丁寧な説明が求められます。実習への協力の同意は対象者の自由意思によるものであり，協力しなくても治療上何ら不利益を被るものではなく，いつでも協力の中止ができることをしっかりと対象者に伝えましょう。

また，対象者の個人情報の取り扱いや守秘義務を学生に課していることも説明します。実習記録物はパソコンなど電子媒体を使用せず手書きとし，持ち歩く際にも細心の注意を払うように学生を指導します。実習でのメモは極力とらないようにし，もしメモをする場合でも対象者の個人情報は書かず，バイタルサインなどの測定値に限定して記載するように指導します。そして，そのような指導を行っていることを対象者に説明し，個人情報が外部に漏れる心配がないことを理解してもらいましょう。

当然のことですが，協力する対象者には，本人の意思の尊重，情報の取り扱いだけではなく，安全で質の高い看護が提供されるようにすることを忘れてはいけません（バーンスタイナー 2017）。

8 倫理的な行為の重要性を学生に伝える

倫理的な行為は，教員だけに求められるものではありません。学生にも倫理的な行為は求められます。教員は，学生に対して倫理的な行為の重要性について伝えるとともに，自らが模範を示す必要があります。たとえば，集合時間に遅刻しないように指導していたとしても，教員自身が授業の開始時間に間に合わないことが多ければ，説得力がないでしょう。また，レポートを書く際に文献の適切な利用方法を指導していたと

しても，教員が授業で使用する資料のなかに不適切な引用をしていれば，学生も文献の適切な活用方法を理解しづらいでしょう。

　初回の授業で学生に倫理的な行為について伝えましょう。授業における学生の望ましい行為や望ましくない行為を**シラバス**♪に明記したり，口頭で伝えたりするのもよいでしょう。教員が一方的に伝えるのではなく，学生自身が望ましい行為とはどのようなものなのかを考えて，当事者意識をもつように導いてもよいでしょう。

　事前に伝えていたとしても，授業中に学生の倫理に反する行為に気づくことがあるかもしれません。人生経験の少なさから図らずも倫理に反する言動をとる学生もいるでしょう。倫理に反する行為に気づいた場合に教員は放置してはいけません。教員が倫理に反する行為を暗に認めているというメッセージを送ってしまうことになるからです。その言動がなぜ倫理に反している行為であるかを説明したうえで，倫理的に行動することの重要性を理解させましょう。

第3部

組織的な教育の体制

8章

教育の制度

1 教育は制度に基づいている

❶ 教育が制度化された背景

　学校や学校に類する場所がなかった時代には，日常生活のなかで，親から子への教育，年長者から年少者への教育，職業上の親方から子弟に対する教育などが，ごく自然に行われてきました。教える側は，生活や職業上必要な事柄を言葉や行動を通して伝え，教わる側は模倣して実行することで，教育が成り立っていました。そこには特別な組織や制度はありませんでした。

　しかし，時代が進むにつれ，近代国家の成立，科学の発展，社会の複雑化に伴い，人が必要とする知識や技術が急激に増大し，日常生活のなかで教えることができなくなりました。そうして，ある一定の目的の達成を目指した組織的な教育が必要とされるようになってきました。その結果，学校を中心とする教育制度が国によって創設されました。

❷ 看護師養成の制度化

　看護師養成においても教育の制度化は進められてきました（看護史研究会編 1989）。日本では江戸時代，小石川療養所で病人の世話をしていた看護人が，職業としての看護の始まりとされていますが，専門的な職業としての看護師が誕生したのは，明治に西洋医学が導入された以降です。最初の看護教育機関は 1885 年設立の有志共立東京病院看護婦教育

所で，独自の看護婦養成機関で養成されていました。看護婦養成において教育が制度化されたのは大正後期から昭和初期にかけてです。日本赤十字社による戦時救援看護婦養成が全国に広まったことによるといわれています。

　看護婦養成が始まったばかりの当時は，教室による講義や演習はほとんどなく，現場での実践で訓練されました。しかし，医学知識や医療技術の進歩により看護が高度化していくなか，それまでのような先輩の後ろ姿をみて技術を学び，そこから実践的な知識を得ていくという教育では間に合わなくなっていき，体系的な**カリキュラム**♪を備えた学校教育制度が確立したのです。

3 制度が教育活動の枠組みをつくる

　教育について考える際に制度の側面を無視することはできません。教育機関は国で定められた各種法令などに基づいて運営されています。日本ではどのような種類の学校を設置できるのか，どのような組織が学校を設置することができるのか，どのような者が教員になることができるのか，カリキュラムの編成において何が求められるのか，学校を評価する仕組みがどうなっているのかといった内容は各種法令で定められています。

　具体的な例で考えてみましょう。専門学校の学生が 40 名の規模の教室で学習しているにもかかわらず，大学の学生が大講堂で学習しているのには制度上の理由があります。専修学校設置基準において専門学校の授業の受講者数は原則 40 名以下にすることが定められているからです。また，医療法人は専門学校を設置できるにもかかわらず，大学を設置することはできません。これは**学校教育法**♪で学校を設置できる者が定められているからです。

　一方，教育の制度はすべて国による規制を原理としているわけではありません。教育が自由に行われるためには，教育機関自らが主体的な判

断により運営することが重要であると考えられているからです。カリキュラムを編成する主体は教育機関であるように，教育機関側に運営面の裁量が与えられています。特に大学においては**学問の自由**[⚑]を背景に広い**自治**[⚑]が認められています。

2 教育制度にかかわる法令を理解する

1 教育行政は法令に基づいて行われる

　各教育機関が法令に基づいて教育を行えるよう指導や助言などの支援を行う役割を果たすのが教育行政です。教育行政は，中央教育行政と地方教育行政によって運営されています。中央教育行政は文部科学省が担当し，地方教育行政は地方公共団体の長や教育委員会が担当しています。国と地方の行政機関が連携することによって，国が定める基本的な枠組みや財政的支援のもとで，地方が特色のある教育行政を主体的に展開することができます。

　しかし，こうした行政機関が教育に関してあらゆる強制可能な権限を有しているわけではありません。行政機関であっても法令に従って行政を行わなければなりません。これを**法治主義**[⚑]の原則といいます。

2 法令には体系と原則がある

　法令は体系的に整備されており，上位下位の関係性があります。日本における最高位の法規は日本国憲法です。日本国憲法のもとに，法律（国会が制定），政令（内閣が制定），省令（大臣が制定），条例（自治体の議会が制定），規則（自治体の長が制定）があります。すべての法令がこの憲法の理念を実現するために展開されているということができます。

　法令の解釈においてはいくつかの基本原則があります（吉田 2017）。第一に，上位法優先の原則です。法令には，憲法，法律，政令，省令と

いう階層構造があります。たとえば，学校教育のあり方については，憲法，**教育基本法**[♪](法律)，学校教育法(法律)，学校教育法施行令(政令)，学校教育法施行規則(省令)の順により具体的な内容が定められています。基本的には，下位にある法令は上位にある法令と整合するようにつくられています。しかし，万一相互に矛盾する内容がある場合には，階層構造の上位にある法令が優先されます。

　第二に，特別法優先の原則です。法令には一般法と特別法があります。一般法とは適用対象がより広い法のことを，特別法とは適用対象がより特定されている法のことを指します。一般法と特別法とで異なった規定を定めている場合，一般法の規定ではなく特別法の規定が適用されます。たとえば，特別法である教育公務員特例法は一般法である地方公務員法に優先されます。地方公務員である公立学校の教員は基本的には地方公務員法が適用されますが，教育公務員特例法によって教育公務員としてその職務と責任の特殊性に基づいて，任免・給与・分限(身分保障・免職・休職・転職など)・懲戒・服務および研修について特例が定められています。また，構造改革特別区域法という地域を限定した特別法が定められていることで，一般法である学校教育法では認められない株式会社が地域限定で大学を設置することができます。

　第三に，後法優先の原則です。法令が新たに制定または改正された場合に，関連法令において抵触する規定が削除あるいは改正されなかったとき，新しい法令である後法が古い法令である前法に優先します。

3 教育にかかわる主要な法令

　教育にかかわる法令には，学校教育にかかわる法令，社会教育にかかわる法令，教育行政にかかわる法令，教職員にかかわる法令など幅広く多数の法令があります。そのなかで最高位の日本国憲法では，学問の自由の保障(第23条)，教育を受ける権利と受けさせる義務(第26条)が定められています。

日本国憲法の次に位置するのが教育基本法です。基本法と記されているように，教育についての理念や原則を定めた法律で，教育に関するさまざまな法令の運用や解釈の基準となる性格をもちます。教育の目的や理念，教育の実施に関する基本指針，教育行政の指針などが定められています。

学校教育法は，学校教育制度の根幹を定める法律です。学校の設置と配置，各学校の目的，修業年限，教育課程，教職員の要件などについて定められています。学校教育法の第1条では，「この法律で，学校とは，幼稚園，小学校，中学校，義務教育学校，高等学校，中等教育学校，特別支援学校，大学及び高等専門学校とする」と定められています。この第1条で定められている学校を**一条校**と呼びます。歴史的経緯から専修学校と各種学校は一条校ではありませんが，学校教育法においてそれぞれ定められています。学校教育法を施行するうえでの詳細を定めた法令として，政令である学校教育施行令があり，学校教育法の手続き面を記した法令として，省令である学校教育施行規則があります。

また，学校の種類に応じて設置基準が定められています。大学設置基準，短期大学設置基準，専修学校設置基準などです。それらは，学校を設置するのに必要な最低の基準であり，設置後も維持しなければならない基準です。基本組織，教員組織，教員資格，教育課程，卒業要件，施設および設備などが定められています。各種学校は各種学校規程に記された基準を満たす必要があります。

4 看護教育にかかわる主要な法令

看護教育制度には，学校教育法や各種設置基準など多岐にわたる法令が関連しています。

保健師助産師看護師法(以下，保助看法)の第21条には，国家試験の受験資格として，文部科学省令・厚生労働省令で定める基準に適合するものとして，文部科学大臣の指定した学校教育法に基づく大学において

看護師になるのに必要な学科を修めた者，文部科学大臣の指定した学校において3年以上看護師になるのに必要な学科を修めた者，都道府県知事の指定した看護師養成所を卒業した者とあり，学校教育法などが関連していることがわかります。なお，保助看法第28条の2に「免許を受けた後も，臨床研修その他の研修を受け，その資質の向上を図るよう努めなければならない」と記され，免許を受けた後の継続教育にも触れており，看護師にとって学び続けることがいかに大事であるかがわかります。また，保健師助産師看護師法施行令には「学校又は看護師等養成所の指定」が記されており，ここでも学校教育法との関連がわかります。

　看護教育機関に最もかかわりのある法令は，保健師助産師看護師学校養成所指定規則（以下，指定規則）で，保助看法に基づいて文部省および厚生省令第1号として公布された共同省令です。指定規則は，保健師，助産師，看護師を養成する学校に求められる教育内容を示しているため，カリキュラムを編成する際に満たすべき基準となります。

　また，看護師等養成所の運営に関する指導ガイドライン（以下，指導ガイドライン）が厚生労働省医政局長の通知として定められています。同ガイドラインでは，看護教育機関の名称，学則，入学資格，入学の選考，卒業の認定，専任教員，教務主任，教育内容，施設設備，実習施設，管理および維持経営などが定められており，専門学校や各種学校はこのガイドラインに沿って運営されています。

5 法令の制定に影響を与える審議会

　法律を制定するためには，法案を作成し国会で審議する必要があります。法案には，国会議員が法案をつくる議員立法案と内閣が法案をつくる内閣提出法案の2種類があります。日本では一般的に議員立法案は少なく，内閣提出法案が成立しやすいといわれています。内閣提出法案を作成する際に参考にされるのが，有識者や専門家から構成される審議会や研究会における検討の結果です。特に，中央教育審議会が教育に関す

る法律やそのほかの法令の内容に大きな影響を与えています。中央教育審議会は文部科学省のなかに設置されており，教育の振興および**生涯学習**の推進に関することを取り扱います。具体的には，文部科学大臣の求めに応じて審議会が調査や審議を行い，大臣に意見を述べる役割を担っています。大臣が審議会の意見を求めることを諮問と呼び，大臣への意見をまとめたものを答申と呼びます。中央教育審議会のもとには，分科会や部会が設けられ，特定分野の調査や審議がなされます。審議会の答申だけでなく審議の過程の資料などもウェブサイトなどで公開されています。

　具体的な法令改正の例で確認してみましょう。現在では，**アドミッション・ポリシー**，**カリキュラム・ポリシー**，**ディプロマ・ポリシー**の公表が大学に義務づけられています。その３つのポリシー（**表11-1**，151頁参照）は，2001年の文部科学大臣の諮問に対して，中央教育審議会が審議を重ね2005年に文部科学大臣に提出した「我が国の高等教育の将来像」において登場しました。知識基盤社会や18歳人口減少社会における高等教育の役割を踏まえて，入学志願者や社会に対する方針の明示化，教育課程の改善，出口管理の強化という観点から３つのポリシーの重要性が示されました。さらに，2008年の「学士課程教育の構築に向けて」，2012年の「新たな未来を築くための大学教育の質的転換に向けて」，2014年の「新しい時代にふさわしい高大接続の実現に向けた高等学校教育，大学教育，大学入学者選抜の一体的改革について」の中央教育審議会の答申においても，３つのポリシーの重要性と法令上の策定の必要性が提言されました。それらの過程を踏まえて，2017年から学校教育法施行規則の改正により３つのポリシーの公表が大学に義務づけられました。このような中央教育審議会の議論や答申の過程はウェブサイトで確認できるため，法令改正を事前予測したり，法令改正の背景を正しく理解したりすることができます。

　また，文部科学省のなかにある審議会は中央教育審議会だけではありません。大学の設置や学校法人に関して審議する大学設置・学校法人審

議会や科学技術や学術関係の事項を審議する科学技術・学術審議会など
もあります。

　さらに，看護教育にかかわる法令には厚生労働省における審議会や研
究会なども影響を与えています。特に厚生労働省では各種検討会におい
て看護教育のあり方を検討しています。たとえば，看護基礎教育検討会
は，指定規則や指導ガイドラインの改正案とそれに至るまでの議事録や
資料をウェブサイトで公開しています。

3　学校制度を理解する

■ 学校体系を理解する

　今日の学校全体の制度の特徴を理解するために，さまざまな種類の学
校の接続関係を示す学校体系に注目してみましょう(付録1，158頁参
照)。学校体系は，系統性と段階性から構成されます(岡本・佐々木編
2009)。系統性とは，学校教育の目的，性格，内容による分類です。国
際的には，普通教育系統と職業教育系統に分類することが一般的です。
一方，段階性とは，初等教育，中等教育，高等教育という区分で表され
る教育段階による分類です。日本の学校体系では，小学校は初等教育段
階，中学校と高等学校は中等教育段階，大学，短期大学，専門課程をお
く専修学校などが高等教育段階に分けられます。

　系統性と段階性のどちらを優先するかによって学校体系が異なりま
す。かつてのヨーロッパ諸国では系統性を重視することで，上流階級用
の学校と庶民階級用の学校が初等教育から高等教育まで一貫して分けら
れる複線型学校体系の制度をとっていました。

　また，系統性と段階性の両方を重視することで，初等教育は共通であ
るが，中等教育以降は生徒の進路によって学校が分かれる分岐型学校体
系の制度もあります。たとえばドイツでは，初等教育を通常10歳で終
えた後，大学につながるギムナジウム，職業や職業専門学校につながる

実科学校や基幹学校に進学することになります。第二次世界大戦前の日本においてもこの制度が採用されていました。

　もう1つの類型として，段階性を重視することで，原則として進路によって学校が分かれない単線型学校体系もあります。第二次世界大戦以降の日本やアメリカなどで採用されている制度です。日本においては小学校6年，中学校3年，高等学校3年，大学4年の基本的な学校体系をもっています。ただし，この基本的な学校体系を補完する形で高等学校の専門学科，中等教育学校，高等専門学校，専修学校，短期大学などの制度もあります。

② 看護教育機関の種類を理解する

　看護教育は看護の即戦力となる職業教育として始まり，看護師を養成する多くの教育機関が各種学校でした。また，第二次世界大戦前後の混乱から甲種・乙種看護婦ができたことで拍車がかかり，看護婦養成学校と准看護婦養成学校ができるなど看護教育機関は徐々に複雑になりました。

　こうした歴史的な経緯によって，現在，看護師を養成する教育課程には，高等学校を卒業後に大学で4年間の教育を受ける課程，短期大学と看護師養成所で3年間の教育を受ける課程，准看護師の資格を取得してから2年間の教育を受ける課程，高等学校の看護に関する学科において5年間の教育を受ける課程があります。また，准看護師を養成する教育課程には，中学校を卒業した後に高等学校衛生看護科で3年間の教育を受ける課程と，准看護師養成所で2年間の教育を受ける課程があります（図8-1）。

　看護師を養成する教育課程をもつ学校の種類には，大学，短期大学，専修学校，各種学校，高等学校があります。各学校は目的，修業年限，卒業に必要な単位数，取得できる学位や称号が異なります。また学校として満たさなければならない基準も法令によって異なります。一方，ど

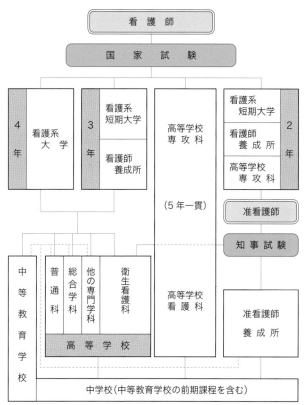

図8-1　看護師を養成する教育課程

文部科学省ウェブサイト　（https://www.mext.go.jp/a_menu/shotou/shin kou/kango/）より作成

の種類の学校であっても指定規則のように同一の基準を満たす必要があ るため，教育内容には共通性があります。ここでは，それぞれの学校の 制度的な特徴を紹介します。

(1) 大学

　大学は，「学術の中心として，広く知識を授けるとともに，深く専門 の学芸を教授研究し，知的，道徳的及び応用的能力を展開させること」

を目的とする学校であると学校教育法第83条で規定されています。法令上に明確に「学術の中心」と「教授研究」という概念が示されています。

　大学は中世に誕生したイタリアのボローニャ大学やフランスのパリ大学を起源としています。日本では1877年に東京大学が最初の大学として設立されました。高等学校もしくは中等教育学校卒業者，通常の課程による12年の特別教育を修了した者，またはこれと同等以上の学力を有する者を入学の対象としています。看護分野では4年間の教育課程と修了要件の充足に応じて学士の学位の授与が行われます。

(2) 短期大学

　短期大学は，大学のうち，「深く専門の学芸を教授研究し，職業又は実際生活に必要な能力を育成する」ことを目的とする学校であると学校教育法第108条で規定されています。

　1950年に短期大学の制度がつくられました。当初は暫定的な制度として発足しましたが，その重要性が認められ，恒久的な制度として学校体系のなかに位置づけられるようになりました。特に女性に対する高等教育の普及や実践的職業教育の場として大きな役割を果たしてきました。看護分野では主に3年間の教育課程と修了要件の充足に応じて短期大学士の学位の授与が行われます。

(3) 専修学校

　専修学校は，「職業若しくは実際生活に必要な能力を育成し，又は教養の向上を図ることを目的として組織的な教育を行う」ことを目的とする学校であると学校教育法第124条で規定されています。

　1976年に学校教育法に専修学校の規定が加えられ，それ以前に各種学校であった教育施設のなかで設置基準を満たすものが専修学校に移行しました。専修学校は大学や短期大学と異なり，医療法人，社会福祉法人などの各種法人・団体が設置運営することができます。

　専門学校は専修学校の1つであり，専門課程をおく専修学校を指しま

す。専門課程をおく専修学校は専門学校と称することができますが，必ずしも専門学校と名乗る必要はありません。看護分野では3年間の教育課程が一般的です。学校によって専門士の称号が付与されます。

(4) 各種学校

　各種学校は，学校教育法の第1条に規定される一条校および専修学校以外で学校教育に類する教育を行い，所定の要件を満たす学校です。1879年の教育令のなかで「学校は小学校・中学校・大学校・師範学校・専門学校，その他各種の学校とする」と規定されたことに始まりました。服飾(和洋裁)，調理・栄養，簿記や珠算，タイピストなどの事務，理容・美容や自動車整備などの技術，語学などをはじめとする教育施設が含まれています。准看護師を養成する各種学校も多く含まれます。法令上で専門学校と称することができないため，○○看護学校，○○看護学院，○○准看護学校などと称する機関があります。

(5) 高等学校

　高等学校は，「中学校における教育の基礎の上に，心身の発達及び進

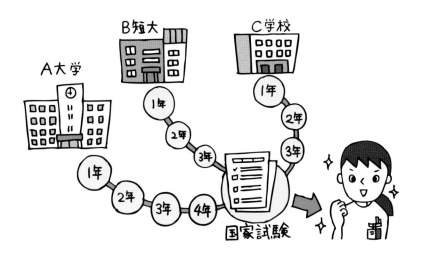

路に応じて，高度な普通教育及び専門教育を施す」ことを目的とする学校であると学校教育法第50条で規定されています。中学校と異なり普通教育だけでなく専門教育を提供することができるため，農業，工業，商業，水産，看護などの職業教育に関する学科を設置することができます。1964年に准看護師養成のための衛生看護科，1968年に看護師養成のための専攻科が設置され，2002年には高等学校の看護に関する学科と専攻科をあわせた5年一貫教育による看護師養成が開始されています。

現在，看護師を目指す学生のなかでは，専門学校に入学する学生が最も多いですが，大学に入学する学生の比率が増加傾向にあります。学術的に裏づけされた看護実践を行うことのできる人材が求められていると考えることができるでしょう。高学歴化は大学院に進学する学生の増加にも現れています。大学院を修了した者は，看護現場の専門家として大学院での学習成果を還元するだけでなく，教育研究者として活躍することも期待されています。

また，異なる種類の学校間での連携の制度も整っています。たとえば，専修学校の専門課程を修了した者や短期大学を修了した者は，大学に編入学することが可能です。実際，3年次編入学の制度をもつ大学の看護学部や看護学科もあります。また，専門課程をおく専修学校と大学といった異なる学校間で単位認定をする制度もあります。

4 教育機関の運営にかかわる制度を理解する

1 設置認可制度

教育機関を新たに設置するためには認可を受けるための手続きが必要になります。このような認可の申請を行い，その可否について審議を経たのち認可される制度を設置認可制度といいます。看護教育機関を設置

するためには，学校教育法や各種設置基準などに基づいた基準と看護師学校養成所の指定を受けるための基準の両方を満たす必要があります。

たとえば，専修学校の設置には，専修学校設置基準などを満たしたうえで，所轄庁である都道府県知事の認可が必要です。また，私立大学の設置には，大学設置基準などを満たしたうえで，学校教育法および私立学校法の規定により，文部科学大臣の認可が必要です。大学の学部新設に対しても，文部科学大臣の認可が必要です。文部科学大臣が認可を行う場合には，大学設置・学校法人審議会に諮問しなければなりません。

看護師学校養成所の指定を受ける手続きは，文部科学省高等教育局医学教育課の「文部科学大臣が指定する看護師学校等の指定申請等提出書類の作成手引」に沿って行われます。認可の過程では，指定規則に定める基準を満たしているかどうかが確認されます。指定規則の基準を満たし，看護師学校養成所に指定されることによって，はじめて学生を受け入れて，看護師養成のための教育を行うことができます。

② 教育を支える財務の制度

教育には多額の費用がかかります。学校教育を支える費用を誰がどのように負担するのかは教育制度において重要な論点です。諸外国と比較して日本の高等教育機関は，私立の割合が高く，そのため費用の私費負担が高いという特徴があります（広田ほか編 2013）。

教育を受ける側が支払う費用には，入学金や授業料，このほかに施設使用料などの学納金があります。授業に必要な教科書や補助教材，実験や演習に必要な材料や器具・機材なども必要です。また，通学のための交通費，自宅から離れた学校に進学する場合には，下宿・賃貸などの住居費，食費や光熱費などを含む生活費もかかるでしょう。これらは決して安価ではなく，家計維持者にとっても，学生にとっても，大きな負担となります。そのため各種奨学金の制度が整えられています。

次に学校運営側の視点に立って，必要な費用をみてみましょう。学校

運営で最も大きな出費となるのは，人件費つまり教職員への給与です。このほかに授業を行うための教材・機材の購入や維持費，電気や水道などの光熱費，施設設備の維持費など，多額の費用が必要です。これらを賄うための財政基盤は，大まかに国や地方公共団体からの交付金と，学生が納付する学納金です。各学校に補助される金額は一定ではなく，学校の設置形態や教育の実績などによっても異なってきます。国立大学では，運営費交付金などの国の資金に大きく依存しています。公立大学は，主に地方公共団体からの運営費交付金に大きく頼っています。私立大学は，国からの私学助成もありますが，学納金が主な収入源になります。また，専修学校や各種学校に対しては，都道府県から看護師等養成所運営費補助金が提供されます。

③ 教育の質を保証する制度

学校には教育の質保証が求められます。教育の質保証は学校が主体的に行うべきものですが，学校の教育の質保証を支える制度もあります。ここでは，大学を例にとって複数の質保証の枠組みを紹介します。

第一に，設置認可とアフターケアです。大学や短期大学では，学部や学科，大学院を新たに設置する際に，学校教育法，私立学校法の規定により文部科学大臣に設置認可申請をしなければなりません。文部科学大臣はこの申請を大学設置・学校法人審議会に諮問します。申請内容は大学設置分科会と学校法人分科会で審査をされ，その結果は文部科学大臣に答申されます。文部科学大臣はこの答申を受けて，設置認可申請をした大学・短期大学・専門職大学に学部などを新設することを認可します。この設置認可の後に，完成年度を迎えるまでアフターケアと呼ばれる設置計画履行状況等調査を受けて，設置の計画通りに教育を行っていることを証明しなければなりません。つまり，事前の審査である設置認可と事後のチェックであるアフターケアを受けることによって，二重にチェックされ学校としての質を担保する仕組みとなっています。

第二に，学校教育法に基づく機関別認証評価制度です。2004年以降，大学は，7年以内ごとに文部科学大臣が認証する評価機関の評価を受けることが法律で義務づけられました。この制度は，設置後の大学の組織運営や教育研究活動などの状況を定期的に事後確認する体制を整備する観点から導入されました。

　第三に，分野別質保証制度です。2018年に，高等教育機関における看護学分野別評価を行う一般財団法人日本看護学教育評価機構（JABNE）が設立されました。特定の学問分野が自律的に分野別質保証を試みていくことは重要な意義があるといえるでしょう。

　第四に，自己点検・評価です。学校教育法により大学は，教育研究水準の向上に資するために自ら点検および評価を行い，その結果を公表することとなっています。

　専門学校や各種学校における質保証の仕組みもあります。それは，指導ガイドラインです。2015年から看護師学校養成施設への指定・監督などに関する地方厚生局の権限が，都道府県へ移譲されたことにより始まりました。これにより看護師養成を行う専修学校や各種学校においても自己点検による質保証を行わなければならなくなりました。さらに，指導ガイドラインに記載された基準に基づいた，都道府県による調査や指導を通して質の保証が行われています。

9章

カリキュラム

1 カリキュラムとは何かを理解する

1 すべての教員が理解すべきカリキュラム

専門職としての看護師の能力は，日常生活のみを通じて自然に身につけることができない高度な能力です。そのため，看護師に必要な能力を育成するためには，体系的な教育の計画が必要となります。教育機関が編成する体系的な教育の計画のことを**カリキュラム**と呼びます。

カリキュラムについて看護教育の文脈を踏まえながら理解を深めることは，もちろん，教務主任のようなカリキュラム編成担当者にとって必要不可欠です。しかし，一部の役職者にとどまらずすべての教員にとって重要だといえます。

カリキュラムに関する理解を深めることで，担当する授業のカリキュラム全体における位置づけや役割を認識し，関連科目との授業内容の重複や不足している事項を確認できるようになります。各教育機関で行われている個々の授業は，それぞれ関係しながら行われています。つまり，教育機関が定める教育目標の達成に向かって，個々の授業が役割を分担しつつ，1つのカリキュラムを構成しているのです。それゆえ，すべての教員にとって，カリキュラムに関する理解は，自身が担当する授業を適切に設計し実施するうえでも欠かせないものなのです。

また，看護教育をめぐる環境や教育機関に期待される役割は大きく様変わりしています。激変の時代にあるからこそ，各教育機関において提供される教育内容がよりよいものとなるよう，カリキュラムについて理

解し，見直していくことは大変重要です。

② カリキュラムの定義と範囲を理解する

　カリキュラムという言葉は多義的な用語です。そこで，冒頭で紹介した意味にとどまらず，広義にはどのような意味が含まれているのかを確認しましょう。

　カリキュラムの語源は，「人生の来歴」を意味するラテン語であるといわれています。そこから転じて，各種教育機関における教育課程を意味する言葉として一般的に用いられるようになりました（柴田 2001）。このようなとらえ方は，前述のカリキュラムに関する説明と同様のものです。

　他方で，国際教育到達度評価学会（International Association for the Evaluation of Educational Achievement：IEA）は，カリキュラムを**表 9-1** のように 3 つの範囲に分類しつつ，広くとらえています（国立教育研究所 1997）。

　まず，意図したカリキュラムとは，国家的な基準として定められた教育内容を示しています。日本では，学生が卒業後に看護師国家試験の受験資格を得るためには，各教育機関のカリキュラムが保健師助産師看護師学校養成所指定規則（以下，指定規則）で定められた教育内容に関する基準を満たさなければなりません。

表 9-1　カリキュラムの 3 つの範囲

意図したカリキュラム (Intended Curriculum)	国家または教育制度の段階で決定された内容
実施したカリキュラム (Implemented Curriculum)	教師が解釈して学習者に与える内容
達成したカリキュラム (Attained Curriculum)	学習者が学校教育のなかで獲得した内容

国立教育研究所（1997）を参照し，筆者が作成（説明は筆者が一部修正）

次に，実施したカリキュラムとは，各教育機関や教員の判断に基づいて，実際に提供された教育内容を意味しています。指定規則が示す基準がある一方で，各教育機関が提供する教育内容はそれぞれ異なります。つまり，指定規則はあくまで大枠でしかなく，教育機関ごとの創意工夫によって教育活動を展開する余地があるということです。

最後に，達成したカリキュラムとは，実際に学習者が獲得した学習内容を示しています。当然ですが，教員が教えた内容のすべてを学生が学習しているという状況は，理想的ではあるものの現実的ではありません。だからこそ，教員が「何を教えるか」にとどまらず，「学習者が何を学んだのか」という視点からカリキュラムについて考えることに意義があるのです。

2 意図したカリキュラムを確認する

1 看護師を取り巻く社会的環境を理解する

国や教育制度の段階で決定された教育内容を理解するうえで，前提として必要となるのは，保健・医療・福祉制度の動向を把握することです。看護師がもつべき能力やそれを育成するためのカリキュラムは，保健・医療・福祉制度のあり方に応じて時代ごとに移り変わるものだからです。

現在，政府は少子超高齢社会に対応して，2025年までに地域包括ケアシステムの構築を目指しています(日本看護協会 2015)。療養の場が「医療機関から暮らしの場へ」と移りつつあるのです。重度な要介護状態の高齢者であったとしても，可能な限り住み慣れた地域で生活を続けながら保健・医療・福祉サービスを受けることが重視されます。

このような新たな保健・医療・福祉制度のビジョンは，当然，看護師の働き方に影響を与えます。これまで医療機関のなかで働いていた看護師が，介護士や社会福祉士などの異なる職種の専門職と協働しつつ，地

域や家庭での保健・医療・福祉に従事することが期待されるようになるのです。

2 看護師に求められる能力を理解する

次に考慮する必要があるのは，看護教育を通じてどのような能力をもった看護師を養成するのかという人材像に関する国家的もしくは全国的な基準です。

たとえば，文部科学省は先導的大学革新推進委託事業を通じて2011年に「学士課程においてコアとなる看護実践能力と卒業時到達目標」を策定し，大学の看護師養成課程において養成すべき能力として，**表9-2**に示す項目を掲げました。

そのほかにも，看護師が備えるべき看護実践能力を段階的に示した日本看護協会による「看護師のクリニカルラダー」など，行政機関や各種団体が公表するモデルや指標も参考になります。さらに，看護師国家試験の内容も，看護師としての最低限の能力を測ることを目的として作問されているので，必要な能力の一端を理解するうえでの材料となるでしょう。

これらの基準は，看護師を取り巻く社会的環境から影響を受けつつ変化していくものです。たとえば，前述のような保健・医療・福祉制度の全体的な変化は，少なくとも次の2点に関する能力を看護師に対して新たに要請しています。

第一に，療養の場が地域や家庭へと移ることで，人間という存在に対する生物学的な理解のみならず，社会的な存在としての理解を深めることが求められています。これは，**表9-2**の「1)看護の対象となる人々の尊厳と権利を擁護する能力」や「7)個人と家族の生活を査定(Assessment)する能力」に関連します。

第二に，異職種の専門職との協力関係を形成するための能力もまた必要とされています。これは，同じく**表9-2**の「15)地域ケアの構築と看

表 9-2　大学の看護師養成課程において養成すべき能力の例

I群 ヒューマンケアの基本に関する実践能力	1)看護の対象となる人々の尊厳と権利を擁護する能力 2)実施する看護について説明し同意を得る能力 3)援助的関係を形成する能力
II群 根拠に基づき看護を計画的に実践する能力	4)根拠に基づいた看護を提供する能力 5)計画的に看護を実践する能力 6)健康レベルを成長発達に応じて査定(Assessment)する能力 7)個人と家族の生活を査定(Assessment)する能力 8)地域の特性と健康課題を査定(Assessment)する能力 9)看護援助技術を適切に実施する能力
III群 特定の健康課題に対応する実践能力	10)健康の保持増進と疾病を予防する能力 11)急激な健康破綻と回復過程にある人々を援助する能力 12)慢性疾患および慢性的な健康課題を有する人々を援助する能力 13)終末期にある人々を援助する能力
IV群 ケア環境とチーム体制整備に関する実践能力	14)保健医療福祉における看護活動と看護ケアの質を改善する能力 15)地域ケアの構築と看護機能の充実を図る能力 16)安全なケア環境を提供する能力 17)保健医療福祉における協働と連携をする能力 18)社会の動向を踏まえて看護を創造するための基礎となる能力
V群 専門職者として研鑽し続ける基本能力	19)生涯にわたり継続して専門的能力を向上させる能力 20)看護専門職としての価値と専門性を発展させる能力

文部科学省(2011)より

護機能の充実を図る能力」や「17)保健医療福祉における協働と連携をする能力」にかかわります。

　その後，2017年には文部科学省「大学における看護系人材養成の在り方に関する検討会」から「看護学教育モデル・コア・カリキュラム」が，2018年には日本看護系大学協議会から「看護学士課程教育におけるコアコンピテンシーと卒業時到達目標」がそれぞれ公表されています。今後の看護師に対して要請されている能力については，職業教育としての性格が強い看護教育だからこそ，それに携わる教員が常に問い続けなければならない点だといえます。

③ カリキュラム編成の基準を確認する

　看護師養成課程のカリキュラム編成に関しては，国が一定の基準を定めています。これらも，カリキュラム編成の際に理解しておくことが必須です。指定規則や厚生労働省が定める看護師等養成所の運営に関する指導ガイドライン（以下，指導ガイドライン）が該当します。指定規則は大学，専門学校，各種学校などを含む教育機関を対象としたものであり，指導ガイドラインは専門学校と各種学校を対象とするものです。指定規則と指導ガイドラインの両者は，医療の進歩や人口動態の変化，保健・医療・福祉制度の改革，看護師に求められる能力の変化に伴って，約10年に一度の頻度で見直され改正されています。

　2019年には厚生労働省の看護基礎教育検討会が指定規則と指導ガイドラインの改正案をまとめた「看護基礎教育検討会報告書」を公表し，新しいカリキュラムは，保健師，助産師，看護師3年課程，准看護師課程で2022年度入学生から，看護師2年課程で2023年度入学生から適用される予定です。

　報告書では，97単位から102単位への総単位数の増加，「在宅看護論」から「地域・在宅看護論」への名称変更，情報通信技術の活用の推進，領域ごとの実習単位数の制限の緩和，領域横断科目などのカリキュラム上の工夫の促進，多様な実習施設における実習の推進などが記され，教育機関が効果的なカリキュラムの開発に積極的に取り組むことを期待しています。

3 カリキュラムを編成する

① 育成する人材像を明確にする

　カリキュラムを編成するうえでまず行うべきことは，各教育機関の特徴に応じて育成する人材像とその人材が備える能力を明確にすることです。

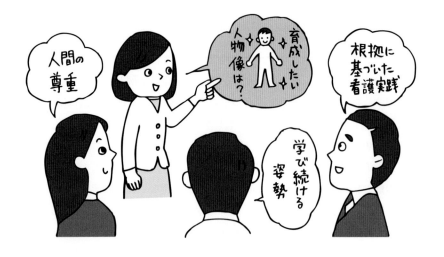

　現在では，**アウトカム基盤型教育**♪という考え方が広く受け入れられています。この考え方は，1970 年代のアメリカの医学教育分野における実践を基礎としながら広がりました。アウトカム基盤型教育とは，はじめに教育プログラム修了時に期待する目標を明示し，それを実現するための教育を計画するというものです(田川ほか 2014)。同様な考え方として，カリキュラムの**逆向き設計**♪も提唱されています(ウィギンズ・マクタイ 2012)。

　育成する人材像や能力を明確にする際には，優れた看護師の行動特性(コンピテンシー)を念頭におきながら，当該機関の教育理念(建学の精神や人材育成の目的など)に加え，学校種や修業年限などの機関の特徴，学生の学力状況や卒業後の進路などの特徴，教育機関が立地している地域の特性などを考慮する必要があります。

　現在の大学では，育成する人材像とその人材が備える能力を明確にした**ディプロマ・ポリシー**♪(学位授与・卒業認定の方針)を定めることが法令上義務化されています。また，ディプロマ・ポリシーなどの名称で明確な教育目標を定めている専門学校もあります(**表9-3，表9-4**)。こ

表9-3 ディプロマ・ポリシーにおいて示された教育目標の例(その1)

1. 生活者としての人間を統合された存在として多角的に捉えることができる。
2. 人間の生命，人間としての尊厳及び権利を尊重した判断および行動をすることができる。
3. 人々の多様な価値観を認識して，専門職業人としての共感的態度および倫理に基づいた看護を実践することができる。
4. 看護の対象となる人々の健康状態を判断し，科学的根拠に基づいた看護を実践することができる。
5. 保健・医療・福祉チームの一員として多職種と連携・協働を図り調整的役割を果たすことができる。
6. 松山市および愛媛県周辺の地域医療への理解を深め，地域の人々の生活を尊重・支援することができる。
7. 自己の資質向上のため，看護に対する探究心・向上心をもち，主体的に学び続けることができる。

松山看護専門学校　横山千津子氏より提供

表9-4 ディプロマ・ポリシーにおいて示された教育目標の例(その2)

Ⅰ　人間尊重に基づいた看護を実践する力
 1. 看護に関わる人びとの"ねがい"や"思い"を大切にした実践ができる。
 2. その人(家族)らしい生活を営めるよう，看護の対象者のもてる力を最大限に活かした実践ができる。
 3. 自身のもてる力を差し出し，最善を尽くすことができる。
Ⅱ　根拠に基づく個別的な看護実践をする力
 1. 看護の対象者の安全・安楽・安寧のために三重の関心を重ねて注ぐことができる。
 2. 科学的思考に基づき，その場・その時・その状況に応じた看護実践ができる。
 3. 多様な人びとと連携・協働し，変化する時代や社会のニーズに対応できる。
Ⅲ　心身の状態をセルフマネジメントする力
 1. 自分自身もひとりの価値ある人間と受け入れ，心身の健康について自らマネジメントできる。
Ⅳ　看護師として成長し続ける力
 1. 自らの課題を見出し，学び続けることができる。
 2. 変化する状況を恐れず，多様な人びとと共に看護の発展をめざしてチャレンジできる。

パナソニック健康保険組合立松下看護専門学校　水方智子氏より提供

うした方針を明文化し同僚教員らと共有することは，カリキュラムを編成・実施する際の共通認識を形成することにつながります。

❷ カリキュラムの類型を確認する

カリキュラムには，いくつかの類型があります。ここでは，代表的な**教科カリキュラム**🖋と**経験カリキュラム**🖋の考え方を紹介しましょう。

教科カリキュラムとは，学問の体系を基盤として構成される知識や技能を系統的に学習できるよう編成されたカリキュラムです。知識や技能を学問の体系性という観点から効率的に伝達することが可能ですが，教員を中心とした授業が展開されがちであるという点に課題があります。

それに対して，経験カリキュラムは，学習者の実生活における興味や問題を基盤としながら，問題解決学習に取り組むことを通じて知識や技能を獲得できるよう編成されたカリキュラムです。学習者の理解にあわせた授業展開が可能となりますが，多くの知識や技能を扱うことが困難となる点に課題があります。教科カリキュラムは**本質主義**🖋の**教育観**🖋を，経験カリキュラムは**進歩主義**🖋の教育観を背景としています(井上 1983)。

❸ 看護教育の授業形態を理解する

カリキュラム編成を行うにあたり，看護教育における授業形態の特徴を理解しておく必要があります。看護教育では，講義，演習，実習の3つの形態の授業があります(舟島 2013)。それぞれの役割を簡潔にまとめれば，知識を中心に学ぶ講義，知識を活用し技能を鍛える演習，臨床において能力を応用し視野を広げる実習と表現できるでしょう。看護の専門領域では講義，演習，実習を1つのまとまりとして学習内容を考えることがあります。

たとえば，基礎看護学領域では，日常生活援助については学内の演習

を効果的に活用しています。単元「排泄の援助」では，人間にとっての排泄の意味，排泄の仕組み，排泄のセルフケアができなくなった人の思いなど，援助に必要な知識についての講義を行っています。また学内での演習では，床上排泄や導尿などについて，観察，アセスメントから，1つ1つの援助対象者への配慮を含め，援助技術として学習します。このときに看護理論や看護倫理などの知識を組み込み，統合できるように計画をします。実習においては，対象者の観察を行い，思いを伺いながらアセスメントして，その対象者にあわせてどのように援助を行えばよいのかを考え，実践することになります。実践したことを評価し，次回の実践に反映させることはもちろん，排泄の自立に向けてどのような援助を行うかなど発展的に考えるように促します。

　このように実習で体験できる内容をあらかじめ把握したうえで，学内で実施する授業を計画することが大切となります。基礎看護学領域のような領域ばかりではありませんが，講義，演習，実習の特徴を理解する必要があります。

4 スコープとシーケンスを設定する

　カリキュラム編成をするうえで重要となる2つの観点が**スコープ**♪と**シーケンス**♪です。スコープとは，どのような教育内容を選択するのかという学習の範囲を意味します。学生が履修できる授業科目数や授業を担当できる教員は有限です。それゆえ，どのような領域の授業を開設するのか検討を行い，授業科目を取捨選択しなければなりません。

　授業科目の取捨選択にあたっては，指定規則などの枠内において，ディプロマ・ポリシーなどの教育機関が掲げる教育目標に基づいて行います。その結果，最も重要な授業科目を必修科目とし，次に重要な授業科目を選択科目にします。そして最も必要性の低い授業科目は開講しないという判断をします。必要性の高い授業科目が多い場合は，それぞれの単位数を削減したり，授業科目間の統合を検討したりします。領域別

看護学の一部を統合して，健康状態別の看護学などの授業を開講する教育機関もあります(阿形 2019)。

　他方，シーケンスとは，学習内容をどのように配列するのかという順序を意味します。学生の学習の段階にあわせた配列が求められ，どのような授業を各年度に配当するのかを検討するのです。基礎的な内容から応用的な内容，発展的な内容につなげていくのが，一般的なシーケンスの論理です。看護教育では，知識を身につける講義→知識を活用する演習→知識を現場で活用する実習といったシーケンスにすることが多いでしょう。しかし，1年次にあえて現場での**体験学習**⠀を組み込むという方法も有効です。これにより，学生の学習意欲を喚起することが期待されます。早い時期に仕事や学問の現場に出る機会を**アーリー・エクスポージャー**⠀と呼び，多くの教育機関で取り入れられています。

　スコープとシーケンスの2つの観点にまたがる課題として，統合型カリキュラムの実現が挙げられます。統合型カリキュラムとは，領域別に教育・学習された能力を文字通り統合する機会を設けることによって，応用的な能力を育成するというものです。文部科学省によるモデル・コア・カリキュラムでは，看護の知識・技術を統合し実践へと適用する能力を育成する機会の1つとして，臨地実習が位置づけられています。臨地実習に向けてどのように学び，臨地実習を通じてどのように学ぶか，といった臨地実習の位置づけと役割を考えることは，統合型カリキュラムの実現に向けた鍵となるでしょう。

5 カリキュラムをみえる化する

　多様な目標や異なる形態からなる授業を関連づけ，カリキュラムの全体を整理する際に有効なツールとして，次の2つが挙げられます。

　第一に，**履修系統図**⠀です。履修系統図は，カリキュラム・マップ，カリキュラム・ツリー，コース・ツリーなどとも呼ばれますが，各科目と育成すべき能力との関係を示す，もしくは，科目間のつながりを示し

た図です。このような履修系統図は，科目間の関係性を確認しながらカリキュラムを編成するうえで有効です。

　第二に，個々の授業の詳細を説明する**シラバス**♪も，履修系統図とあわせて活用することでカリキュラム編成に役立ちます。シラバスには，当該授業の目的や学習目標，授業計画，評価方法などの情報が含まれています。それゆえ，ある実習科目の前に配置されている講義科目では，その後の実習で必要となる知識がきちんと教えられているのかなどの確認ができます。

　以上のようなツールを用いながらカリキュラムをみえる化することによって，教員が相互に協力しながらカリキュラムを実施し，学生が教員の意図をよりよく理解したうえで学べるようになります。

コラム　**各領域や科目の"裁量"を発揮する前に**

　看護の科目は，看護の対象の発達段階などで細分化され，それぞれの特徴や専門性があります。すべて同じ授業構成で揃えることは不可能ですし，その必要もないでしょう。そのため，「細かいところはそれぞれの領域の裁量で」「科目担当者の裁量で」という台詞を耳にすることはよくあります。しかし，各領域の裁量だけで授業を行うと，学生は「基礎と成人で同じことをやっている」「老年と在宅で先生が言っていることが違う」「習っていないのにいきなりペーパーペイシェントの看護過程を展開しなくちゃいけない」など，不満や混乱をもつことになります。

　カリキュラムというと，構築することが注目されがちですが，大切なことは構築だけではありません。自分たちの教育機関ではどのような看護者を育てようとしているのかという，教育方針や理念を全教員が共有し，どのような考えでこのカリキュラムがつくられているのかを理解し，それぞれが担当する科目群や科目が担う教育内容，ほかの科目との順序性を踏まえる必要があります。そのうえで"裁量"という色づけがなされると魅力ある教育が提供できるようになるのではないかと筆者は思います。

　筆者が教員になりたての頃，先輩方がカリキュラムについて議論さ

れているのを"傍観者"のように眺めるだけで，自分の担当科目を自分が学生であったときのイメージでとらえ，その内容をこなすことで精いっぱいでした。その頃は，ディプロマ・ポリシーで明確な教育目標を定めることもなければ，目標と授業を関連させるカリキュラム・マップのようなツールもありませんでした。また，ほかの教員のシラバスも目にする機会はありませんでした。

　今はほかの教員と教育内容について議論しやすくなっている環境があるのですから，細かい調整の手間を「裁量で」という言葉で片づけてはいけないと肝に銘じています。学生たちを混乱させないためにも，私たち教員全員がカリキュラムという「設計図」に沿って協働することが不可欠です。そして「設計図」を具現化させるためには設計図には書かれていない細かな点を調整していくことを疎かにしてはいけないと思っています。

（服部律子）

4　カリキュラムを評価し改善する

■1 学習者が何を学んだかを評価する

　カリキュラムは編成し実施すればそれで終わり，というものではありません。カリキュラムの3つの範囲を踏まえれば，意図したカリキュラムや実施したカリキュラムと，達成したカリキュラムは別物であることがわかります。だからこそ，計画と実施のプロセスを経て，実際に何が学習されているのかを検証し，教育活動を改善に導くことが必要となるのです。このような計画・実施・評価・改善からなるサイクル全体を**カリキュラム・マネジメント**♪と呼びます。

　カリキュラム・マネジメントにおいては，計画・実施と改善とを橋渡しする重要な活動として，カリキュラムの評価が位置づけられます。ベネッセ教育総合研究所の調査によれば，カリキュラムの評価には主に次のような手法や指標が用いられています（ベネッセ教育総合研究所 2013）。

- 学生の授業やカリキュラムに対する意見収集やアンケート調査
- 学生の成績（Grade Point Average など）や単位修得状況
- 卒業研究・論文
- 学生の就職状況，資格取得状況，国家試験などの合格状況
- 卒業生に対する企業などの評価

　これらの手法や指標は，実際に何が学習されているのかを示すデータです。それぞれのデータから読み取れる学生の姿は，一面的なものかもしれません。しかし，それらを総合的に勘案することによって，学生の学習に対する多面的な理解が可能となります。

　そのほかに，学生が何を学んでいるのかを知る方法として，複数の分野や領域の知識，技能などを総合するような演習・実習の場面をあらかじめ特定し，そこで示される学習成果に着目することによって，カリキュラムの成否を判断するという方法もあります。具体的には，卒業研究・論文の出来栄えによって，これまで学んできたはずの知識が十分な水準にあるかを検討することができます。また，上級学年において開設されている実習科目において，知識や技術の定着度を検討することもできます。

２ 隠れたカリキュラムを意識する

　実際に学生が何を学んだのかを把握するうえで見落としがちなポイントとして，**隠れたカリキュラム**♪が挙げられます。隠れたカリキュラムとは，正規のカリキュラムに代表されるような明示的に教えられる内容に対して，教育機関や教員の意図とは別に学生自身が無自覚に学ぶ内容です。たとえば，教育機関の計画が何度も変更される場合，計画は容易に変更してもよいものであると学生が理解するかもしれません。また，実習先の病院で目にした看護師の言動から，学生は教科書に書かれた内容と異なる方法を知らず知らずのうちに学びとってしまうかもしません。

つまり，「教えた事項のうち何を学びとっているのか」という視点に加え，「教えていない事項として何を学びとっているのか」という視点から，学生の学習成果を把握することも重要です。こうした視点から学習成果を把握するためには，質問紙調査やインタビュー調査などを通じて学生の主観的世界を把握しようとする努力が必要になるでしょう。

❸ カリキュラムの改善につなげる

カリキュラムを評価した後に進めるのは改善のプロセスです。カリキュラム・マネジメントのなかで改善に深く関係する要素と考えられるのは，教職員の力量向上や意識改革のための研修，家庭・地域および外部機関との連携・協力，管理職および中堅層のリーダーシップの3点です(村川ほか編 2013)。これらの3点は，初等・中等教育を想定して挙げられたものですが，看護教育においても一定程度あてはまるものと考えられます。

看護教育に関しては一定のサイクルでカリキュラムに関する国の基準が改正されることから，各教育機関は常に新たな教育のあり方を模索しなければなりません。また，人口動態などから国民のヘルスケアニーズや看護に求められていることを把握することが重要です。それゆえ，カリキュラムを改善するためには，看護教員自身が自らの教育技能を継続的に磨き，力量向上を図り，意識を改革していくための研修も必要となります。

次に，家庭・地域および外部機関の連携・協力に関連して，近年の看護教育では，基礎教育と就職後の実践とのギャップをいかにして埋めるかということが重要なテーマとなっています。その際に課題となるのは，実習先の確保や実習内容の改善です。外部機関との連携・協力によって実習先を確保し，実習を通じて学びを保障していくことは，カリキュラムをよりよいものにしていくために欠かせません。たとえば，入院期間が短期化し，在宅医療が推進されているという現代的なニーズを

踏まえながら，地域包括支援センターや訪問看護ステーションなどの外部機関と連携しつつ，実習の内容に改善を加えていくなどの展開を模索することも重要です。外部機関と教育機関の間で臨地実習に関する意見交換の場を設けるといった取り組みも行われています(奥野 2019)。

　最後に，看護教育においても管理職や中堅層のリーダーシップは重要です。カリキュラムの改善にあたっては，個々の授業を担当する教員の協力・連携が不可欠ですが，そうした協力や連携関係は，自然に生まれるわけではありません。また，上述のように外部機関との連携も重要になってきます。それゆえ，教員個人の努力を組織としてとりまとめたり，学外組織との調整を行いつつカリキュラム・マネジメントを進めていくためには，リーダーシップを発揮する管理職や中堅層の存在は欠かせません。

10章

学生支援の方法

1 学生支援を理解する

1 学生支援は教育の一環である

　学生支援とは，学生が心身ともに健康な状態を維持し，安心して学生生活を送り，学業を遂行できるよう教育機関が支援することです。各教育機関によって学生支援のあり方は異なりますが，学習面，生活面，経済面など幅広い支援が求められます。学生の人間的成長の支援に加えて，学生生活を取り巻くさまざまなリスクから学生を守ることも，学生支援に含まれます。

　こういった学生支援のために，教育機関全体として組織的かつ計画的に行われる活動を**厚生補導**といいます。これらの活動により，学生の生活環境を整え，さまざまな学生の学習の場面に働きかけ，人格形成を総合的に援助しようとするのです。厚生補導の考え方は第二次世界大戦後に定着し，日本の大学では学生部や保健管理センターといった組織がおかれるようになりました。

　学生支援のあり方に大きな影響を与えたものに，2000年に文部省が発表した文書，通称**廣中レポート**があります（文部省 2000）。廣中レポートは，それまでの大学が，教員の活動において研究を重視する体制であることを指摘したうえで，「多様な学生に対するきめ細かな教育・指導に重点をおく"学生中心の大学"へ」の転換を求めました。このレポートは直接的には大学に対する提言ではありましたが，専門学校を含むすべての高等教育機関にあてはまる内容であったといえるでしょう。

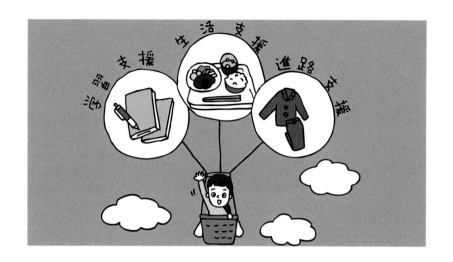

　また，2016 年に施行された障害者差別解消法に伴い，障害のある学生への合理的配慮の提供が義務または努力義務となりました。それに加えて，国籍や宗教，性的少数者といった**ダイバーシティ♪**への対応も進んでいます。看護教育機関においても，視聴覚障害や身体的障害のある学生や，日本語を母国語としない外国人学生の受け入れが進みつつあり，多様な学生への就学上の配慮が模索段階にあります。

　学生支援の最も基本的な使命は，よりよい学習環境や学生生活の場づくりを後押しし，卒業してからのちの人生につながる基盤となる能力を育成することです。学生支援は単なる事務的な業務の 1 つではなく，教育の一環であり，個々の教員の学生とのかかわり，そして，教職員および機関全体との連携がなければなしえないものです。ここでは，看護学生における学生支援のなかでも特に必要とされる学習支援，学生生活上のリスク管理，進路支援を取り上げます。

② 組織的に連携して学生支援を行う

　学生支援は多面的であるため，支援内容に応じて各教育機関にはさま

ざまな学生支援の部署が設けられています。教育機関によって名称や支援内容・業務分掌は異なりますが，たとえば，課外活動や奨学金，学生寮に関しては学生支援センターや学生生活課など，心身の健康に関しては学生相談室などが挙げられます。また，学生の健康管理を担う部署も多くの教育機関で設置されています。さらに，学生の在学中の学習，卒業後の**キャリア**♪，留学や国際化の推進などにも目を向け，これらの領域の支援に特化する部署をおいたり，**キャリアカウンセラー**♪や**アカデミック・アドバイザー**♪などを配置させる教育機関も増えてきています。

　学生支援は心理カウンセラーなどの特定の専門家に任されるものではなく，一般の教職員もその活動を担っています。日本学生支援機構は，一般の教職員と専門家が協働し，教育機関全体で学生支援を推進する体制を**学生支援の 3 階層モデル**♪**(図 10-1)**で表しました(日本学生支援機構 2007)。学生支援の 3 階層のうち，第 1 層を構成するのは「日常的学生支援」であり，学習指導など一般の教職員が日々の教育活動や学生対

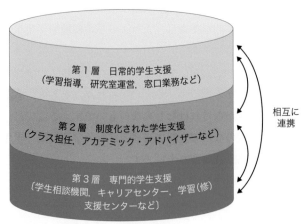

図 10-1　学生支援の 3 階層モデル
日本学生支援機構(2007)，p. 10 より筆者作成

応を通じて行う個別的な支援が該当します。第2層は「制度化された学生支援」であり，クラス担任制度やチュートリアル・システムなどのように，学生支援を行う組織を立ち上げたり，役割や機能を分担したりすることなどが該当します。すべての学生を適切に支援できるように，ある一定数の学生グループごとに担当教員を定める組織的な支援といえるでしょう。そして，第3層は「専門的学生支援」です。第2層までの対応では困難なケースに対して専門部署や専門家が中心となって行う支援を指します。

　実際には，各階層がそれぞれ独立して役割分担された活動を行う場合もあれば，必要に応じて各階層で重複した活動が行われる場合もあります。具体例を挙げると，心の健康問題を抱える学生に対して，第1層では事務職員が学生生活上の相談を受けたり，授業を担当する教員が学習上の相談を受けたりすることがあります。また，第2層ではクラス担任が学習状況を確認し，第3層では心理カウンセラーが専門的なアドバイスを行います。このように各階層それぞれの立場で支援を行い，各階層が連携することでより細やかな学生支援が可能となるのです。

2　学生の学習を支援する

■1 学習支援を理解する

　授業は，**カリキュラム**♪に基づいて決められた時間のなかで行われており，学生はその限られた時間のなかで，授業の内容を理解し，必要とされる単位を修得しなければなりません。しかし，必ずしもすべての学生がこの時間内に，一定の知識や技術を身につけられるとは限りません。何らかの理由で授業や演習を欠席せざるを得ない場合もあれば，出席していても教員の説明をうまく理解できない場合もあるでしょう。

　教員の説明を理解できない学生については，学習の**レディネス**♪に問題があることも考えられます。このような学生に対して，**リメディアル**

教育✦の機会を提供する教育機関もあります。リメディアル教育とは，学習のレディネスに問題のある学生が，正規の教育プログラムに適応できるようにするために提供される補習教育で，たとえば，入学が決まった時点で，高校で未履修であった科目の補講を行うことが挙げられます。看護学生のなかには，教育機関での学習に必要とされる生物や化学などの科目を高校で履修していない学生もいるでしょう。入学後の学習内容の基礎となる内容に関連する課題を提示する**入学前教育**✦も，リメディアル教育の一環です。入学後には，基礎学力の向上を図るための補習クラスを別途設けたり，授業時間外に個別の学習支援を行ったりすることもあります。

　また，学習支援は，授業についていけない学生だけではなく，授業で学んだ内容をより深めたい学生にも行われます。たとえば，看護技術は，決められた授業時間内ですべての学生が同じように習得することは容易ではありません。学生の学習機会を保証するためには，授業時間外にも学習できる時間や場所，設備や物品といった必要な資源を提供することが有効です。ほかにも，国家試験に合格するための学習方法や学習資源の提示，大学や大学院などへの進学を目指す学生に対する情報提供などが実際になされています。これらも含め，すべての学生の学習を促すための働きかけが，学習支援に含まれるのです。

❷ 学習支援の場をつくる

　学びたいときに学ぶことによって，高い学習効果が現れることはよく知られています。学習支援の場をつくることは，学生が学びたいときにいつでも学ぶことができる環境を整え，学習効果を高めることにつながります。

　学習支援は，授業が終わった教室で，あるいは教員のいる職員室や研究室などで，学内のどこでも行うことができます。しかし，学生が質問したいときに，教員がすぐそばにいるとは限りません。学生が職員室や

研究室を何度訪ねても，教員が不在の場合もあるでしょう。そうなると，学生は教員に質問したり相談したりすることに困難さを感じて，あきらめてしまいます。そこで，教員が学生からの質問や相談に応じられる時間帯を**オフィスアワー**♪として設定する教育機関もあります。オフィスアワーは，会議や授業がなく，出張などの予定も入れない時間帯で設定されるのが基本です。オフィスアワーをあらかじめ設定して学生に伝えておけば，学生は教員の支援を受けやすくなりますし，教員は学生対応に向けた準備をしやすくなります。また，学生対応用のメールアドレスを準備し，公開する方法も同様の効果が期待できます。ただし，メールでのコミュニケーションは対面に比べてさまざまな限界があることには注意しなければなりません。メールで対応できる内容をあらかじめ限定したり，すぐに対応できない場合もあることを周知したりするなどの工夫をしておくほうがよいでしょう。

　近年，学生の主体的な学習を促す環境が整えられつつあります。特に，2000 年代以降には，**ラーニングコモンズ**♪と呼ばれる学生の自学自習に活用できる施設が増えました。ラーニングコモンズの特徴は，図書やインターネット環境のような学習資源を充実させている点にあります。学習の相談に対応する教職員や学生スタッフが配置される場合もあります。また，可動式の机や椅子，パソコンとプロジェクター，あるいはホワイトボードのような，複数の学生がグループで学習できるような環境も整えられています。

　特定の分野に焦点を当てて学習支援を行う部署もあります。たとえば，学生のレポート作成を支援するライティングセンターといった部署や，数学や化学などの理系基礎科目や英語などの語学の学習を支援する部署もあります。e ラーニングシステムを導入し，国家試験の過去問題などをいつでもどこでも自学自習できる環境を提供する教育機関もあります。

3 さまざまな立場の人と支援する

　学習支援を行うのは，教員だけに限りません。教務にかかわる職員も，学生生活に必要な諸手続きや，履修や修学に関する相談に対応することがあります。職員が直接，ライティングセンターのような特定の学習分野における支援を担うこともあります。近年では，大学における**スタッフ・ディベロップメント**🎣の義務化に伴い，職員対象の研修が盛んに行われるようになりました。このような研修には，学習支援に関連する内容も多く含まれます。

　また，先輩学生が学習支援にかかわる場合もあります。学生が学生を支援する活動は**ピア・サポート**🎣と呼ばれ，特定科目の指導，履修相談，パソコンなどの機器の利用支援をはじめ，課外活動や学生生活の相談など広範囲にわたって取り入れられています。2017年には52.4%の大学で実施されているという報告もあります(日本学生支援機構 2018)。ピア・サポートの最大の利点は，学生が気兼ねなく相談しやすいことにあります。「教員にこんな程度のことを聞くのは…」とためらうような内容であっても，学生同士なら相談しやすいと考える学生もいるでしょう。

　ピア・サポーターと呼ばれる支援を担う側の学生が，支援を受ける側の学生の**ロールモデル**🎣になることもあります。「先輩のようになりたい」という思いがきっかけとなり，学習意欲の向上につながるかもしれません。また，ピア・サポーターの学生にとっても，教える過程で，過去に学習した内容を定着させたり，説明の仕方や傾聴のような**汎用的能力**🎣を高めたりすることができます。ピア・サポートによる学習支援は，支援する側と支援される側の双方の学習を促すあり方といえるでしょう。

　ただし，ピア・サポートを導入すれば，必ずしも学習支援がうまくいくわけではありません。ピア・サポーターによって対応の仕方や態度が異なり，学習支援の質に問題が生じることもあるため，事前の研修で活

動目的や範囲を示し，ロールプレイによる演習などを行うことが望ましいでしょう。ピア・サポーターの学生が困ったときには教職員が対応できる体制を整えておく必要もあります。ピア・サポートによる学習支援の効果を高めるために，教職員はピア・サポーターの声に耳を傾けながら，何ができるかを考え続けていくことが求められます。

4 授業と学習支援を連携する

　学習支援は，特定の学生のためだけではなく，すべての学生にとって利用しやすいものでなくてはなりません。まずは教職員がその認識をもち，積極的に学習支援の機会を増やすようにしましょう。そのためには，授業と学習支援を連携させることが重要です。

　授業時間外にボランティアなどの課外活動の時間をつくり，授業で学んだことを活かせるような**体験学習**の場を設けることがあります。たとえば，老人保健施設や障害者施設，保育園や児童施設などでのボランティア活動は，授業で学んだコミュニケーション技術や基礎的な看護技術を体験することによって学びを深めることができるでしょう。特別な専門家を必要とするような学習支援とは異なりますが，このような形態もまた学習支援の1つであるといえます。そういった場からの学びと，授業での学びをセットで設計することにより，効果的な学びを提供することができるのです。

3 さまざまなリスクから学生を守る

1 学生にはトラブルやリスクが多い

　学生は，入学してから卒業するまでに，さまざまな出来事を経験します。入学直後は学生生活に大きな期待や意欲を抱いていた学生であっても，慣れない環境でのはじめての経験で意欲や活力が減退してしまうこ

ともあるでしょう。専門学校や大学では，通学時間や授業時間が増え，課題も多く，学習内容の理解が難しくなります。慣れ親しんだ自宅を離れ，寮生活や1人暮らしを始める学生にとっては，生活全般での負担も加わります。また，新たな環境の変化に何とか適応したとしても，その後になってから精神的な孤立を感じ，五月病になったり長期休暇後に通学できなくなったりする学生もいます。こうした入学直後の浮き沈みが激しい状況は，**Wカーブモデル**♪として表されることもあります(Zeller and Mosier 1993)。このモデルによれば，多くの学生は最終的には自分がおかれた現状を受け入れ，環境に適応することができるようになるとされていますが，途中でつまずいてしまうリスクも否めません。

　学生がリスクにさらされるのは入学直後の新たな環境変化だけとは限りません。近年では，ブラックバイト，クラブ・サークル活動にみせかけたカルト団体や悪徳商法への勧誘などのトラブルも増えています。学生生活に慣れてきた頃には，学習意欲の低下，友人・恋愛関係，アルバイト，飲酒，薬物などに伴うさまざまなトラブルに遭遇する危険性があります。卒業前には，就職活動や国家試験に向けた学習時間の確保に苦慮し，ストレスから心身の不調をきたす学生もいます。

　特に看護学生は，学年が進むにつれて長期にわたる臨地実習があるなど，必要とされる学習時間が増加する傾向にあります。そのため，アルバイトの時間がとれず，高学年になってから経済的困窮に陥る学生も少なくありません。逆にアルバイトに専念するあまり，学業不振となる場合もあります。また，学生時代に病院や各種機関から，将来就職することを条件に奨学金を受ける学生もいます。このような学生が，国家試験に合格できず就職に至らなかったら，たとえ無事に卒業できたとしても，奨学金を一括返済しなければならない場合もあります。

　青年期♪にある学生の多くは，**アイデンティティ**♪の形成途上にあり，自我が未熟なために他者の意見に左右されやすく，不安定な感情や強い衝動性により思わぬ行動をしてしまうこともあります。入学してから，実際の学生生活にギャップを感じ，進路に悩むこともあるでしょ

う。それがきっかけとなり，心身の不調をきたしたり，トラブルに巻き込まれてしまったりすることも考えられます。このような青年期の特徴も踏まえ，学生に起こりやすいトラブルやリスクから学生を守ることも学生支援に含まれるのです。

❷ 学生の様子に関心をもつ

　ほとんどの看護教育機関では，学生との面談の機会が設けられていますが，すべての学生が学生生活の困難や問題について，自ら教員に相談してくるわけではありません。むしろ，隠そうとする場合が多いと考えたほうがよいでしょう。したがって教員は，面談に至るまでに学生の様子に関心をもち，情報を収集するようにしましょう。学校として学生生活に関する実態調査やアンケートを行っているのであれば，その結果を確認しておきましょう。学生が抱えがちな問題の全体像を把握することができます。

　授業中の様子などを通して日常的に学生に目を配り，不安を感じるような変化がないかを確認する方法もあります。たとえば，授業の欠席，遅刻，授業中の居眠りが増える，課題の提出が滞るなどの変化は要注意です。何らかのトラブルや不安があって眠れなかったり，経済的な問題で深夜にわたるアルバイトをしていたりして，学業に集中できない状況にあるのかもしれません。

　また，学生の友人やほかの教員との関係の変化から，問題に気づく場合もあります。廊下を一緒に歩く友人が変わる，1人でいる時間が長くなるなどといった場合には，人間関係のトラブルを抱えている可能性があります。教員に話しかける機会が急に増えた学生がいたら，教員に関心をもってもらいたい，何かに気づいてほしいというサインを送っているのかもしれません。

　多くの看護教員は自らの看護経験を通じて，対象者の様子をよく観察する習慣と能力を身につけています。これは学生の変化をとらえるうえ

での強みにもなります。普段から教員が学生を見守っていることを言動で示しつつ，変化がみられた学生に対しては，教員から積極的に声をかけ状況を確認するようにしましょう。

❸ 学生生活に必要な知識を伝える

　人生経験の少ない学生は，教員が常識だと思っている知識や対応方法を知らずに，不安や苦労を抱えている可能性があります。たとえば，1人暮らしを始めて間もない学生との雑談で料理や掃除などの話題になったときは，家事について教員がもつ経験や知識を伝えることができるかもしれません。クラブ・サークル活動やアルバイトとの両立，周囲との人間関係，学習時間の確保や学習方法，学生生活全体のスケジュールなどについても，教員は有用なアドバイスができるでしょう。学生にとって教員は人生の先輩でもあることから，学習だけでなく日常生活の面でも支援することができるのです。

　さらに，教員の個人的な支援だけでなく，学生生活に必要な知識を組織として学生に伝えることも重要です。多くの教育機関では，ガイダンスや初年次教育，学生生活に役立つ情報をまとめたハンドブックの配付といった機会を通じて，一度に多くの学生に知識を伝えています。こういった機会で周知される内容は，教員が個人的に学生支援を行う際にも活用できるため，ガイダンスに参加してみたりハンドブックを閲覧してみたりしましょう。

　なお，学生が抱えるトラブルには，教員だけでは対応が困難な場合もあります。家族や関係者を含めた連携はもちろんですが，ときには警察や弁護士などの外部組織に相談し，対応を求めることもあります。教員個人による対応に限らず，学内外の連絡・相談体制についても把握しておきましょう。

4 ハラスメントから学生を守る

　教員による**アカデミックハラスメント**♪の問題をニュースなどで目にすることもあるでしょう。教員は，学生をハラスメントから守る役割を担わなければならないにもかかわらず，ハラスメントの加害者となってしまうことがあります。

　自分自身が加害者にならなかったとしても，学生はほかの教員や実習先の協力者や対象者などの第三者からハラスメントを受けることもあります。教員は，学生が受けているハラスメントに気づく姿勢をもたなければなりません。学生に寄り添い，相談を受け入れなければならないでしょう。ただし，過度なかかわりにならないよう注意しなければなりません。たとえば，安易に加害者側と直接コンタクトをとるのは適切ではないでしょう。学生がハラスメントを受けていることを他者に話している事実を加害者が知ってしまうことになるためです。

　教育機関によっては，ハラスメント委員会や学生支援センターなど，組織としての対応窓口を設けていることがあります。そういった適切な窓口へ取り次ぐほうが望ましい場合が多いでしょう。対応窓口がなければ，管理職の地位にある教員や実習先の責任者に相談するよう促してもよいでしょう。ただし，状況をうまく説明できなかったり，緊張したりするため，1人で相談することが難しいかもしれません。説明の内容や方法について学生に助言したり，学生の相談内容の概略をあらかじめ相談先に伝えておいたりするとよいでしょう。

　ハラスメントから学生を守る役割は，学生から相談を受けた教員が個人で担うものではありません。組織的に学生を守る体制をとったほうが，学生にとっても教員にとっても望ましい結果につながりやすくなるでしょう。

4 学生のキャリアを支援する

1 組織的なキャリア支援

　多くの看護教育機関では，求人の紹介だけでなく，学生が職業を選択するための情報や必要な学習資源を提供するというような支援が行われています。入学直後に行われる初年次教育にもキャリア形成に関する内容を含め，早期からキャリア支援を行う教育機関もあります。

　職業指導の祖と呼ばれるパーソンズにより考え出された**特性因子理論**によれば，よい職業選択のためには，自己分析と職務分析，そしてそれらの結果をもとにしたマッチングの3要素があるといわれています（労働政策研究・研修機構編 2016）。自己分析とは，自己の性格や興味関心，適性，能力といったものについて考えることを通じ，自分がどのような人なのかを自分で理解することをいいます。職務分析とは，分析対象の職業や仕事に求められる資質や成功するための条件，メリットとデメリット，報酬，就職する機会，将来性などについて知識を得ることです。自己分析と職務分析を行うことにより，人生においてどのような生き方を望むか，よりよく生きるためにはどのような職場や働き方があうのかを判断することが可能となります。

　職業選択をするための3要素のそれぞれについて考えるのは，基本的には学生自身です。しかし，働いたことのない学生が，**ワークライフバランス**を踏まえた働き方を考えるのは容易ではないでしょう。キャリアには職業選択に限らず，生涯にわたる生き方そのものを考えるという意味合いが含まれています。キャリア支援においては，自己分析や職務分析を行ううえで学生自身が向き合うための情報を提供し，自分でマッチングを行いキャリアを決められるように支援することが基本となります。

看護以外の進路を希望する学生を支援する

　看護師を志して入学してきた学生であっても，看護師としての進路を突き進むことに思い悩むことはあります。たとえば，実習で患者とのコミュニケーションがうまくいかず「看護師に向いていないのではないか」と思い悩んだり，思い描いていた看護の仕事と違うという理由で学習意欲を失うことがあります。このような学生は別の場面でやりがいをみつけることも多くありますが，それでも看護師への道に疑問を感じてしまう学生もいます。

　学生が看護についてつかめなくなっている場合には，休学を勧めることもあります。いったん学校から離れることで自分の答えをみつけられる学生もいるからです。

　一方，「本当はほかの学部を選びたかったけれど，試験がうまくいかず，親に勧められて看護学校に入りました」という学生は，授業内容が理解できない，ほかの学部より出欠席が厳しいなどを理由にこれ以上続けられないということがあります。このような学生は，患者に関心がもてなかったり，看護実践への意欲が低かったりすることもあり，演習でも実習でもつまずいて，進路変更を望むことがあります。

　授業への意欲も他者への関心ももてない学生が退学を希望するとき，退学を勧めることはそれほど難しくありません。しかし，簡単に退学手続きを進めるのではなく，自分が何をしたいと思っているのか，自分にはどんなことができると思うのか，看護師以外にどんな職業が考えられるのか，といったことを今一度考える機会にしたほうがよいでしょう。教員が退学を勧めたから，授業が難しくて逃げたから，という理由で退学を決めてしまうと，自分の責任で人生を選択することができなくなってしまうからです。

　退学するしないにかかわらず，学生にとっては自分で答えを導き出すことが重要です。最終的に学生が納得して選択できるよう，ともに考え支援するのが教員の役割だと感じています。　　　　　　　　　（森千鶴）

▶2 自己や職務を知るための枠組みを伝える

　学生と進路のマッチングを支援するためには，自己に向き合うことや

職務を知る機会そのものを学生に提供することが必要です。しかし，それだけでは十分とはいえません。

　自己分析にしても，職務分析にしても，分析するためには枠組みが必要ですが，学生はその枠組みをもちあわせていないことがあります。枠組みを知らなければ，自分がどのような人間かを説明することや，その職場が自分にあうものかどうかを判断することが難しくなります。たとえば自己分析に際しては，「積極的か消極的か」「リーダーかフォロワーか」など，自身の性質や，強みや弱みを説明するための軸を示すと，比較的容易に進むようになるでしょう。心理学で有名な**ジョハリの窓**♪のような自己を知る枠組みを知っていれば，「自分では気づいておらず他者にはみえている自己」に気づきやすくなります。

　また，職務分析として，看護師が働く病院の現状や，病院と施設あるいは病棟による勤務内容の違い，保健師や養護教諭の活動内容などを伝えることで，学生が考えるための枠組みを与えられるでしょう。それによって，直感だけを頼りに職場を選択することを避け，自己の傾向や特性にあった職場を選択する手がかりが得られることになります。

　自己や職務を分析するための枠組みを知ることにより，複数の職場を客観的に比較することができ，自分に適した職場を選択しやすくなります。看護学生だから病院に就職できるだろうではなく，就職後のキャリア形成を促進するためにも，マッチングはとても重要なのです。

　マッチングにあたっては，**キャリアアンカー**♪の枠組みを紹介することも効果的でしょう。キャリアアンカーの枠組みを活用して，学生が自身の好む働き方やワークライフバランスについて考えるきっかけになるでしょう。キャリアアンカーには，特定の技術や専門能力を高めること，組織を管理すること，保障と安定などの分類があり，どれを好むかによってその人のキャリアの志向性がみえてきます(シャイン 2003)。

　教員には，自己分析，職務分析，そして自己と職務をマッチングするための枠組みとともに，枠組みを活用する機会を提供することも求められます。たとえば，学生に自分自身のキャリアアンカーは何か，他者と

はどのように違うか，といったことを考えてもらう機会を設けることもできるでしょう。他者のキャリアに対する考え方を知ることで，相対的に自分自身を理解することもあるのです。学生がキャリアを考えるためのさまざまな枠組みを伝えるとともに，活用する機会を設けることも，キャリア支援といえます。

3 学生のキャリアに対する視野を広げる

　看護学生の卒業後の進路はさまざまです。多くは看護師として病院や施設に就職しますが，養護教諭や保健師として就職する学生もいれば，大学に編入学したり大学院に進学したりする学生もいます。ただし，卒業直後の進路をみつけることが，キャリアのゴールではありません。看護師として働き続けるのであれば，就職してからどのようなキャリアを形成していくのかを学生自身が考えなければなりません。そのための情報と資源を提供することが，看護学生に対するキャリア支援であるといえます。

　多くの看護教育機関では，すでに就職した先輩看護師の話を聞く機会を設けたり，認定看護師や専門看護師を招いて授業を行ったりしています。定期的に学生自身にキャリアプランを描いてもらい，プランを発表する機会を設ける教育機関もあります。カリキュラムのなかに，キャリア支援の機会が多く設けられているといえるでしょう。

　看護学生はほかの分野の学生と比べて，早い段階から職務分析を行う機会が豊富です。臨地実習を通じて，実際の職場や看護職の業務内容を知ることができるといえるでしょう。就職先が実習先の病院や施設になることもよくあります。

　ただし，臨地実習で知ることができる職場の現状や，教員から聞く体験談も，看護師が働く職場のごく一部を示すだけにすぎません。看護師としての職場やキャリアに関する選択肢を広げるためには，より多くの支援を行うことが求められます。その1つが，病院や企業で実施されて

いる就職説明会やインターンシップの機会です。卒業生に母校を訪問してもらい，教員や在学生との交流を通じて職場を知ってもらう取り組みを行う病院もあります。これらの機会への積極的な参加を促すことで，キャリアに対する視野を広げることができるでしょう。また，ボランティア活動の機会を設けることによって，高齢者や障害のある人々や，関係職種に対する理解を深めることができる場合があります。こういった授業以外の体験の場は，学生自身の適性を知ったり職務に対する視野を広げたりするきっかけになるのです。

　体験の場の紹介だけでなく，体験の振り返りを促すこともキャリア支援につながります。たとえば，ボランティア活動に参加した学生に，自身の体験を発表してほかの学生と共有する場を設けることができるでしょう。体験した学生自身にとっては振り返りの機会となり，体験しなかった学生は間接的に活動の現場を知ることができます。このように，看護師としてのキャリアを考える機会を学生に積極的に提供することが，キャリア支援といえます。

11章 教育改善の方法

1 教育改善の特徴を理解する

1 教育の質を保証する

　教育機関にとって質の高い教育とはどのようなものでしょうか。留年や退学が少なく標準年限で卒業できることと考える人もいるでしょう。また，国家試験の合格率が高いことと考える人もいるかもしれません。教育に対する学生の満足度が高いことと考える人や，さらには就職先での卒業生の評判がよいことだと考える人もいるでしょう。

　教育機関には，自らが掲げる使命や目的を実現するために，教育活動を継続的に点検し，質の保証を行うことが求められます。専修学校設置基準や保健師助産師看護師学校養成所指定規則(以下，指定規則)などに記された外的な基準を満たすだけでなく，教育機関が主体的に設定した教育目標を達成しているのかどうかを評価して改善していくことが求められているのです。

2 授業改善と組織的な教育改善

　教育の質を高めるには，個々の授業改善と組織的な教育改善という2つの方法があります。授業改善は，個々の教員の能力や努力に依存します。学生の反応や学習進度から授業の内容や進め方を改善できるのは実際に授業をしている個々の教員にしかできないからです。

　一方で，教育活動は多くの教職員の協働的な営みといえます。個々の

教員の授業が優れていたとしても，**カリキュラム**〟全体として重要な内容が抜け落ちていたり，提供する授業に内容の重複が多かったり，学生が段階的に履修できる時間割になっていないとしたら，組織として改善に取り組まなければなりません。

したがって，教育に課題がある場合には，個々の教員が行う授業に課題があるのか，それとも組織の教育体制に課題があるのかの2つの視点で検討する必要があるといえます。たとえば，ある授業で単位を修得できない学生が多かった場合，その授業の担当者の責任と考えてしまいがちかもしれません。しかし，その授業で学習しなければならない内容が授業に割り当てられた時間数を大幅に超えているのであれば，それは組織的なカリキュラムの課題と考えられます。

❸ 着実に改善を進める

教育改善は変化を伴います。変化に対しては個々の教員にとっても組織にとっても抵抗感があります。習慣や慣れから脱却するのは難しいものです。個々の教員でいえば，これまで行ってきた教育の内容や方法を変えることに，心理的な抵抗があるでしょう。また，変えていく段階でも，試行錯誤を繰り返し，ときには結果に結びつかないこともあるでしょう。

また，組織にはこれまでのやり方を保持しようとする慣性があると指摘されています（ロビンス 2009）。組織的な教育改善は，構成員間の力関係を変える可能性があります。たとえば，ある一部の専門分野が注目を浴びたり，授業担当数が増えたり，使用できる予算が増えたりするなどの変化が生じるかもしれません。そのような変化に対して組織はこれまでのパワーバランスが崩れることをおそれて抵抗することがあります。

そのため，教育改善は単に管理職の一方的な指示で急速に進められるものではありません。各教員との継続的な対話と合意形成を踏まえて着実に進めていくべきものといえるでしょう。

2 個々の授業改善を支援する

🔟 教育機関が授業改善の機会を提供する

　個々の教員には授業改善に対する責任があります。それは**専門職**🖋で
ある教員の当然の責務といえます。また，教員に対して継続的な研究と
修養を求める法令もあります。**教育基本法**🖋の第 9 条には，「法律に定
める学校の教員は，自己の崇高な使命を深く自覚し，絶えず研究と修養
に励み，その職責の遂行に努めなければならない」と記されています。

　一方，教員個人の意思に基づく授業改善には限界があります。そのた
め，教員の授業改善を所属機関が支援するという視点が重要になりま
す。大学が教員の授業改善の機会を提供する契機となったのは，2008
年の大学設置基準の改正です。その改正によって，大学設置基準の第
25 条の 3 に，「大学は，当該大学の授業の内容及び方法の改善を図るた
めの組織的な研修及び研究を実施するものとする」と記されるようにな
りました。この改正は，**ファカルティ・ディベロップメント**🖋の義務化
と一般的に呼ばれます。教育機関に研修の実施が法的に義務づけられた
結果，現在ではほぼすべての大学が，授業改善の機会を教員に対して提
供しています。

🔟 授業改善に対する支援方法

　個々の教員の授業改善に向けた教育機関の支援にはさまざまな方法が
あります。代表的な方法として，集合研修，授業公開・授業見学，授業
コンサルテーション，自己啓発支援があります。

(1) 集合研修

　集合研修は，授業を受けるように講師のもとで教員が学習する方法
で，一度に多数の教員を対象とすることができます。集合研修自体が授

業の形式と類似しているため，研修の内容だけでなく進め方も教員にとっては参考になるでしょう。学内の教員が講師を担当するだけでなく，外部の専門家を招聘する場合もあります。

(2) 授業公開・授業見学

　実際の授業を公開することで，ほかの教員から**フィードバック**♪をもらうという方法です。このような実際の授業の分析を通して改善の方策を明らかにする活動は**授業研究**♪と呼ばれることもあります。授業を公開する教員だけでなく，授業を見学する教員にとっても授業改善の参考になります。複数の教員が担当する授業では，形式的には授業公開と授業見学が行われているといえるため，意図的に教員間で議論するなど工夫次第で授業改善に向けた取り組みになります。

(3) 授業コンサルテーション

　授業コンサルテーションは，個々の教員の授業改善を専門家が支援する方法です。原則コンサルタントと教員の1対1で行われるため，個々の教員や授業の個別の課題に対応することができます。たとえば，学生の授業に対するコメントを専門家が収集し，担当教員に伝えて授業改善を検討する方法があります。また，授業の映像を収録して，担当教員と専門家が一緒に映像をみながら改善点を検討する方法もあります。

(4) 自己啓発支援

　教員が自主的に授業改善について学習する自己啓発の活動を教育機関が支援する方法もあります。自己啓発支援は，教育機関に限らずさまざまな組織の人材育成の一環として運用されているもので，本人の必要性や主体性に応じて実施される点に特徴があります。たとえば，授業改善に役立つ書籍を図書館に揃えたり，授業改善に関するeラーニングを受講できるようにしたり，学外の研修や研究会に参加する際の費用を負担したりするといった取り組みがあります。

3 授業改善の機会を制度化する

　個々の教員の授業改善の組織的支援を充実させる教育機関も増加しています。たとえば，授業改善を推進するセンターなどの組織を設置する大学は全体の9割程度となっています（文部科学省 2019b）。

　ある程度規模の大きい教育機関では，新任教員研修などキャリア段階別の研修を提供しています。現時点では，約半数の大学が新任教員を対象とした研修会を実施しています（文部科学省 2019b）。新任教員は授業に対して大きな不安をもっています。大学教員を対象に実施した調査によると，教育能力を獲得するには10年程度の時間が必要とされていることが指摘されています（石井 2010）。教員の**キャリア**🖉の初期に集中的に研修を提供することで，教育能力などの専門性を高めるとともに，所属する大学の方針を理解し，学内の人脈を広げていくことができるでしょう。

　初期キャリア段階にある教員への支援制度の特徴的な事例として，愛媛大学のテニュア教員育成制度は参考になるでしょう（中井 2018）。テニュア教員育成制度は，任期を定めて採用した教員に能力開発と財政的支援を行い，教員として自立した経験を積ませ厳格な審査のうえ**テニュア**🖉のある終身雇用の教員へ移行する制度です。対象者は，一部の例外はあるものの，講師および助教として採用された教員です。教員の公募要領においてこの制度について記されており，採用後の新任教員研修の機会においても対象者に向けての説明があります。

　テニュア教員育成制度の対象者は，教育，研究，マネジメントの3領域の研修に参加し，合計100時間の受講をもって，「愛媛大学教員能力開発プログラム修了証書」が与えられます。単に教育方法を学ぶだけでなく，模擬授業を実践する機会，授業見学をする機会，**ティーチングポートフォリオ**🖉を作成する機会などがその過程に含まれます。愛媛大学のテニュア教員育成制度は，欧米の大学の雇用制度を参考にしてつくられており，雇用形態，能力開発，財政的支援の3つの要素を組み合わせた点が特徴であるといえるでしょう。

3 組織的な教育改善を推進する

🔟 組織的な教育には目標と指針が必要である

　教育活動は，基本的に協働的な営みです。個々の教員が授業をして学生に教えていても，それだけでは教育機関が掲げる理念を実現することができません。多くの教職員が協力してはじめて教育機関は大きな目標を達成することができるのです。組織的な教育を行うためには，教育機関の教育方針を明確にする必要があります。その1つが教育目標です。多くの教職員が，所属する教育機関にはどのような目標があって，何を目指して協働するのかを共有しないと，組織的に教育活動を行うことができないからです。目標が明確になることで，個々の教職員の役割が定まるだけでなく，教育活動の評価と改善もできるようになります。

　大学においては，教育目標を実現するための方針として，**ディプロマ・ポリシー♪**，**カリキュラム・ポリシー♪**，**アドミッション・ポリシー♪**からなる3つのポリシーの策定と公開が求められています**(表11-1)**。これらのポリシーは組織的な教育改善の基盤にもなります。現在，専門学校においては3つのポリシーの策定は法的に義務化されていませんが，実際に策定している専門学校もあります。また，専門学校において3つのポリシーの策定と公開の必要性を主張する意見もあります（中山編 2020）。

🔟 教育目標を定期的に見直す

　教育機関の教育目標は頻繁に変えるものではありません。そもそも教育目標が適切かどうかは，新しい教育目標のもとで入学した学生が卒業してようやく評価できるものです。ただし，時代や環境の変化にあわせて中長期的に見直す必要があります。

　看護教育機関においては，国の教育政策や健康政策の変化，受験者の

表11-1　3つのポリシー

ディプロマ・ポリシー	各大学がその教育理念を踏まえ，どのような力を身につければ学位を授与するのかを定める基本的な方針であり，学生の学修成果の目標ともなるもの。
カリキュラム・ポリシー	ディプロマ・ポリシーの達成のために，どのような教育課程を編成し，どのような教育内容・方法を実施するのかを定める基本的な方針。
アドミッション・ポリシー	各大学が，当該大学・学部等の教育理念，ディプロマ・ポリシー，カリキュラム・ポリシーに基づく教育内容等を踏まえ，入学者を受け入れるための基本的な方針であり，受け入れる学生に求める学習成果を示すもの。

中央教育審議会大学分科会大学教育部会(2016)より引用

ニーズの変化，学生の就職先のニーズの変化，看護学の進展，教育環境の進展などにあわせて教育目標が検討されます。指定規則や**学習指導要領**♪は10年に1回程度は大きく改訂されています（付録2，159〜161頁参照）。また，文部科学省，日本学術会議，日本看護系大学協議会などの団体が看護教育のあり方を提案しており，それらが各看護教育機関の教育目標を設定する際の参考となっています（日本学術会議 2017，大学における看護系人材養成の在り方に関する検討会 2017，日本看護系大学協議会 2018）。ディプロマ・ポリシーにおいて教育目標を定めている教育機関であっても，変化にあわせて定期的に教育目標を見直すことになります。特に指定規則などが改正されるときは，教育機関の教育目標を見直すべき時期といえるでしょう。この見直しの作業は，管理職だけで行うものではなく，組織的に行うことが必要になります。

　教育目標は教育活動の羅針盤となるため，教育目標を変更することになった場合は，すべての教職員に変更点を伝える必要があります。そして，教育目標の変更に伴いカリキュラムも変更が行われることになります。

コラム　変化に対応する看護教育を目指す

　「変化に対応する看護教育を目指す」というフレーズを当たり前のように目にします。しかし，「変化に対応する看護教育とは何か」という問いには思いのほか多様な答えが出てきます。

　科学の進歩はめざましく，新しい発見があれば看護のエビデンスとされているものも変わります。たとえば，筆者が学生の頃は，出生直後の新生児の胎脂は"汚れ"として血液と同様に取り除くこととされていましたが，現在では，胎脂は出生直後の新生児の皮膚の保湿と保温の役割を果たしているので無理に取り除きません。このようなエビデンスの変化を常にキャッチし，それを取り入れた教育をすることが「変化に対応する看護教育」なのでしょうか。それだけでは十分ではないという考え方もあります。卒業後も自ら研鑽し，最新のエビデンスを取り入れる姿勢をつくることを，「変化に対応する看護教育」ということもできるでしょう。

　アメリカでは2005年，看護師のための質と安全の教育（Quality and Safety Education for Nurses：QSEN）の取り組みが始まっています（渡辺・クローズ 2015，バーンスタイナー 2017）。この柱の1つにエビデンスに基づく実践（Evidence-Based Practice：EBP）があります。看護師にとっては今や当たり前となったEBPですが，その実践のためには，常に最新の，最も優れた科学的根拠を探索できる力が求められます。

　エビデンス活用の方法は多くの教育機関が授業のなかに取り入れています。しかし，最新のエビデンスを確認することの必要性を認識し，常に自らエビデンスを確認することを習慣づけるような教育ができているかといわれると，筆者は「努力しています」としか答えることができません。今使える看護の知識を教育するのではなく，エビデンスは変化することを前提に，そのときそのときの最も優れたエビデンスを探索しそれを看護に活用することのできる教育が求められているように感じます。

（服部律子）

3 教育活動の評価の仕組みをつくる

　組織的な教育改善を推進するためには，教育活動を適切に評価することが重要です。近年では，運営上の意思決定および計画立案に必要な情報を収集・分析・提供する活動を**インスティテューショナル・リサーチ**と呼び，その機能の向上が期待されています(中井ほか編 2013)。

　教育の質を評価する際に，標準年限での卒業率や国家試験の合格率はどの看護教育機関でも重視する指標でしょう。卒業率や国家試験の合格率は，教員だけでなく学生や入学希望者などにとっても関心のある指標といえます。それらは，看護教育機関の間で比較することのできる数少ない指標でもあります。それらの指標が低下することは，看護教育機関に対する社会からの評価に影響したり社会からの信頼が失われたりするおそれもあります。

　そのような指標だけで教育活動のすべてが評価できるわけではありません。なぜなら，教育目標は，標準年限での卒業と国家試験の合格だけではないからです。教育活動を評価するためには，教育機関が掲げている教育目標を達成しているかどうかを確認する必要があります。そのため，教育目標の達成度を卒業時に学生にアンケート調査をしたり，最終学年での実習でルーブリックと照らしあわせて学生の習得の状況を確認したりする工夫が求められます。

　さらに教育に対する満足度も重要な指標です。学生にアンケート調査を用いて満足度を尋ねたり，満足度を高めるための具体的な方法を記入してもらう取り組みは，教育改善を進めるうえで重要になるでしょう。

4 評価を組織的な教育改善につなげる

　教育活動の評価を教育改善につなげるために，評価結果を教員間で共有しましょう。会議や報告書などを通じて伝えたり，集合研修で結果を共有する時間を設けたりして，現状の教育活動の課題を広く共有します。

教育活動の課題が共有されたら，教育機関として課題に対して何をすべきなのかをまとめていく必要があります。トップダウンで管理職などから改善に向けた方策案を提示して議論する方法もあれば，ボトムアップで個々の教員からの改善案を集めて組織的な方策をまとめていく方法もあります。組織的な方策を考える際には，短期的に実施することと長期的に実施することを区別したほうがよいでしょう。なぜなら，教育目標の改正，カリキュラムの全面的な改正，組織の改編，入学試験の方法の変更といった大きな変更には，実施する適切なタイミングがあるからです。また，それらは周到な準備と関係者の合意形成が必要であり，長期的な視点で検討すべきものといえます。

実際にどのような教育改善がなされたのかは学生とも共有したほうがよいでしょう。なぜなら，学生による評価や要望が教育改善に反映されていることを理解すれば，組織的な教育改善に対して学生が協力的になってくれるからです。

4 教育の質を高める体制を構築する

■ 教育の質を高める制度を整える

まずは，教育の質に対する組織体制を明確にする必要があります。最終的な責任者は校長や学部長などの管理職ですが，管理職が1人で教育の質を高めるためのすべての活動を担うのではありません。一般的には，カリキュラム，学生支援，入学者選抜といったテーマ別に管理職を補佐する体制が整備されます。そして，権限と責任，手続き，意思決定のプロセスを学内規則などの制定を通じて明確にします。

また，予算や人などの経営資源を有効利用することも重要です。なぜなら，教育機関が保有する資源には限りがあり，限られた資源のなかでは考えつくすべての活動にとりかかることはできないからです。そのため，教育機関の戦略に照らしあわせて，何を実施し何を実施しないかを

明らかにしていきます。たとえば教育機関として**アクティブラーニング**♪を推進していきたいのであれば、アクティブラーニングが実践しやすいような教室環境や必要な機器を整えることに予算を配分することになるでしょう。また、各教員の創意工夫によるアクティブラーニングの実践を推進するのであれば、機関内での競争的経費の制度のもとで、優れた取り組みの計画案に対して予算を配分するという方法もあるでしょう。さらに、機関外の専門家を招聘して教員が学習する機会をつくったり、外部の組織が主催する研修やシンポジウムなどに参加する費用を提供したりすることも有効です。

❷ 個々の教員の教育活動を評価する

教員個人の教育活動の評価は、そもそも教員はどうあるべきかという観点で考える必要があるでしょう。なぜなら評価の観点となるものは、教育機関が教員に期待する役割そのものだからです。

教員の教育活動は評価が難しく、とりわけ大学においては採用時や昇進時に研究業績を中心に評価が行われていました。教育者として雇用されているのに研究者として評価されるという批判もありました(ボイヤー 1996)。

教員の教育活動をどのように評価したらよいのかという技術面での議論は残されています。しかし、組織として教員にどのような役割を期待するのかという観点で、教員評価の制度を考えてみる必要があるでしょう。学生に授業に対するアンケートを実施する教育機関は多くあります。また、採用時に**シラバス**♪やティーチングポートフォリオを提出させたり、模擬授業をさせたりする教育機関もあります。さらに、毎年度の教員評価において、年次の目標に沿った自己評価をもとに面接を実施する教育機関もあります。

❸ 学外との連携と協働を進める

　教育は学内の教員だけでできるものではありません。学外の組織や人との連携や協働をいかに進めるかが大事になります。特に看護教育において臨地実習は実習指導者を含む受け入れ先のさまざまな人の協力によって成り立ちます。

　学外の協力者には，教育機関の学習目標や活動内容を伝えます。学生の学びをどのように支援してほしいのかについて明確に伝えなければなりません。学外の協力者向けの資料も作成しておくとよいでしょう。その際には，学生の特徴を伝えておくことも重要です。

　教育の質を高めるためには，外部からの評価を活用することも重要です。たとえば大学の場合，認証評価といった外部評価を定期的に受ける義務があります。法的に義務づけされた外部評価ではなく，自主的に外部評価を受ける機会をつくる機関もあります。外部評価を受けるにあたっては，自己評価書を作成するため，自分たち自身がさまざまな課題を認識することになります。また，評価結果のコメントには組織的な課

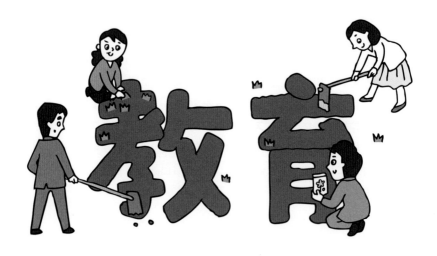

題が指摘される場合も多いため，組織的な改善の動きにつなげることもできるでしょう。

4 教育改善に前向きな組織文化を構築する

　教育改善は制度面だけでは十分ではありません。教育改善に前向きな組織文化を構築できるかが重要になります。そのためには，教員集団にみられる**相互不干渉主義**＊の文化から**同僚性**＊の文化へと変えていく必要があります（日本教育経営学会編 2000）。

　相互不干渉主義の文化は，ほかの教員の活動について口を出さないので，自分の活動についても口を出さないでほしいというものです。このような文化は，組織的な教育の改善や個々の教員の成長にマイナスの影響を与えるおそれがあります。

　教員としての本来の職務を遂行するためには，教員間の学び合いや支え合い，協働する同僚性が必要です。同僚性の文化をつくるためには，教員間の人間関係を円滑にすることが大切です。しかし，それ以上に重要なことは，教員間で一緒になって学生の実態や課題を検討することです。多様な考え方をもった教員はいますが，学生について関心をもっていることは共通しているからです。学生の実態や課題を共有し組織的に課題解決するための機会をつくることで，同僚間の相互理解や連帯感の形成が促されるでしょう。また，組織文化を構築するのは，教育機関の管理職だけの役割ではありません。日常的に個々の教員が意識的に学生について同僚と話したり，自分の授業での悩みなどを相談したりするなかで，教育改善に前向きな組織文化は構築されていくのです。

1　日本の学校系統図

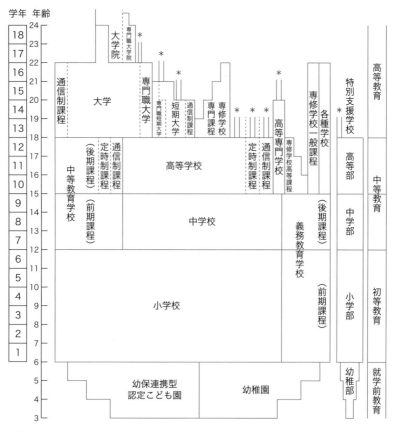

（注）
1. ＊印は**専攻科を示す。**
2. 高等学校，中等教育学校後期課程，大学，短期大学，特別支援学校高等部には修業年限1年以上の別科をおくことができる。
3. 幼保連携型認定こども園は，学校かつ児童福祉施設であり0〜2歳児も入園することができる。
4. 専修学校の一般課程と各種学校については年齢や入学資格を一律に定めていない。

文部科学省(2019a)：諸外国の教育統計　平成31年度版より

2　指定規則が定める教育内容の変遷

(1) 1951年の指定規則が定める教育内容

教育内容		時間数
教養教育	化学	45
	教育学	30
	社会学	30
	統計	15
	心理学	30
専門教育	医科学概論	15
	解剖生理	90
	細菌学	45
	精神衛生	15
	社会福祉	20
	衛生	50
	個人衛生	20
	公衆衛生概論	30
	栄養	45
	薬理	30
	看護学	690
	看護史	20
	看護倫理（職業的調整）	20
	看護原理及び実際	135
	公衆衛生看護概論	10
	内科学及び看護法	90
	外科学及び看護法（整形外科及び手術室勤務を含む）	110
	伝染病学及び看護法（結核及び寄生虫病を含む）	80
	小児科学及び看護法（新生児を含む）	60
	産婦人科学及び看護法（母性衛生及び助産法概論を含む）	70
	精神病学及び看護法	25
	眼科学, 歯科学及び耳鼻咽喉科学（口腔衛生を含む）	40
	皮膚泌尿器科学（性病を含む）	15
	理学療法	15
計		1150 時間以上
臨床実習	病室その他の実習　82週以上（内科16, 外科16, 小児科12, 産婦人科14, 産科[分娩室8, 新生児室2, 婦人科4], 伝染病[結核を含む]10, 手術室10, 特別調理室4）外来実習　20週以上（内科3, 外科2, 小児科3, 産婦人科3, 耳鼻咽喉科2, 眼科2, 歯科2, 皮膚泌尿器科2, 保健所1）	

保健師助産師看護師法60年史編纂委員会（2009）：保健師助産師看護師法60年史, 日本看護協会出版会, p.100より作成

(2) 1967年の指定規則が定める教育内容

教育内容		時間数	
		講義	実習
基礎科目	物理学	30	
	化学	30	
	生物学	30	
	統計学	30	
	社会学	30	
	心理学	30	
	教育学	30	
	外国語	120	
	体育	60	
専門科目	医学概論	15	
	解剖学	45	
	生理学	45	
	生化学（栄養学を含む）	45	
	薬理学（薬剤学を含む）	30	
	病理学	45	
	微生物学	45	
	公衆衛生学	30	
	社会福祉	15	
	衛生法規	15	
	看護学	**885**	**1770**
	看護学総論	**150**	**210**
	看護概論	60	
	看護技術	90	90
	総合実習		120
	成人看護学	**495**	**1170**
	成人看護概論	30	
	成人保健	60	
	成人疾患と看護	405	1170
	内科	*135*	*435*
	精神科	*30*	*90*
	外科	*90*	*330*
	整形外科	*45*	*90*
	皮膚科	*15*	*45*
	泌尿器科	*15*	
	婦人科	*30*	*45*
	眼科	*15*	
	耳鼻咽喉科	*15*	*90*
	歯科	*15*	
	保健所等実習		*45*
	小児看護学	**120**	**180**
	小児看護概論	15	
	小児保健	30	180
	小児疾患と看護	75	
	母性看護学	**120**	**210**
	母性看護概論	15	
	母性保健	75	210
	母性疾患と看護	30	
合計		3375 時間	

杉森みど里, 舟島なをみ（2016）：看護教育学第6版, 医学書院, p.426-428より作成

(3) 1989年の指定規則が定める教育内容

	教育内容	時間数
基礎科目	人文科学2科目	60
	社会科学2科目	60
	自然科学2科目	60
	外国語	120
	保健体育	60
専門基礎科目	医学概論	30
	解剖生理学	120
	生化学	30
	栄養学	30
	薬理学	45
	病理学	75
	微生物学	45
	公衆衛生学	30
	社会福祉	30
	関係法規	30
	精神保健	45
専門科目	基礎看護学	300
	看護学概論	45
	基礎看護技術	195
	臨床看護総論	60
	成人看護学	315
	成人看護概論	15
	成人保健	30
	成人臨床看護	270
	老人看護学	90
	老人看護概論	15
	老人保健	15
	老人臨床看護	60
	小児看護学	120
	小児看護概論	15
	小児保健	30
	小児臨床看護	75
	母性看護学	120
	母性看護概論	15
	母性保健	30
	母性臨床看護	75
	臨床実習	1035
	基礎看護	135
	成人看護	} 630
	老人看護	
	小児看護	135
	母性看護	135
	選択必修科目	150
	合計	3000 時間

備考：選択必修科目は専門基礎科目または専門科目のうちから選択して講義または実習を行う。

杉森みど里, 舟島なをみ(2016)：看護教育学第6版, 医学書院, p. 427–429 より作成

(4) 1996年の指定規則が定める教育内容

	教育内容	単位数
基礎分野	科学的思考の基盤	} 13
	人間と人間生活の理解	
専門基礎分野	人体の構造と機能	} 15
	疾病の成り立ちと回復の促進	
	社会保障制度と生活者の健康	6
専門分野	基礎看護学	10
	在宅看護論	4
	成人看護学	6
	老年看護学	4
	小児看護学	4
	母性看護学	4
	精神看護学	4
	臨地実習	23
	基礎看護学	3
	在宅看護論	2
	成人看護学	8
	老年看護学	4
	小児看護学	2
	母性看護学	2
	精神看護学	2
	合計	93 単位

杉森みど里, 舟島なをみ(2016)：看護教育学第6版, 医学書院, p. 427 より作成

（5）2008年の指定規則が定める教育内容

教育内容		単位数
基礎分野	科学的思考の基盤 人間と生活・社会の理解	} 13
専門基礎分野	人体の構造と機能 疾病の成り立ちと回復の促進	} 15
	健康支援と社会保障制度	6
専門分野 I	基礎看護学	10
	臨地実習	3
	基礎看護学	3
専門分野 II	成人看護学	6
	老年看護学	4
	小児看護学	4
	母性看護学	4
	精神看護学	4
	臨地実習	16
	成人看護学	6
	老年看護学	4
	小児看護学	2
	母性看護学	2
	精神看護学	2
統合分野	在宅看護論	4
	看護の統合と実践	4
	臨地実習	4
	在宅看護論	2
	看護の統合と実践	2
合計		97 単位

保健師助産師看護師学校養成所指定規則より作成

（6）2022年の指定規則が定める教育内容(案)

教育内容		単位数
基礎分野	科学的思考の基盤 人間と生活・社会の理解	} 14
専門基礎分野	人体の構造と機能 疾病の成り立ちと回復の促進	} 16
	健康支援と社会保障制度	6
専門分野	基礎看護学	11
	地域・在宅看護論	6(4)
	成人看護学	6
	老年看護学	4
	小児看護学	4
	母性看護学	4
	精神看護学	4
	看護の統合と実践	4
	臨地実習	23
	基礎看護学	3
	地域・在宅看護論	2
	成人看護学	} 4
	老年看護学	
	小児看護学	2
	母性看護学	2
	精神看護学	2
	看護の統合と実践	2
合計		102(100)単位

備考：臨地実習の内訳については，各養成所の裁量で実習単位数を一定程度自由に設定できるように領域ごとの最低単位数が示されている。保健師学校養成所の教育課程とあわせて教育する場合，括弧内の数字によることができる。

厚生労働省(2019)：看護基礎教育検討会報告書より作成

3　教育機関の年間スケジュールの例

［専門学校］

	4月	5月	6月	7月	8月	9月
行事	●入学式 ●入学時ガイダンス・健康教室・交通安全教室・情報モラル研修	●ふれあい看護体験	●防災訓練		●ホームカミングデイ	
国試関係	●健康診断	●国家試験対策・模試年間計画			●試験日発表	
授業関係	●シラバス配付 ●既取得単位認定，受講者決定		●講師会	← 各科目の試験と授業評価は各科目終了後		●次年度カリキュ
実習関係	●実習要綱の説明	●体験実習（基礎看護学） ●指導者会議（実習指導要綱・実習計画・病院との打ち合せ）			← 2～11月 各領域 ●指導者会議（中間評価の共有）	
履修卒業関係	●学校運営委員会	●前期履修相談			●学校運営委員会 ●成績評価 ●事例研究発	
学生支援・社会人基礎力	●学生便覧配付 ●新入生歓迎会	●社会人基礎力セミナー	←年間通して学生自治会活動・ボランティア活動→			
就職・進学支援	●進路ガイダンス ●医療機関説明会 ●キャリア支援講義	●看護協会主催合同就職説明会	←インターンシップ→	← 就職試験 →		←進学支
経済支援	← 授業料免除算定審査（前期分） → ←在学定期採用推薦依頼（日本学生支援機構奨学金）→ ←予約採用進学届の提出→	←入学料免除算定審査→ ●奨学生推薦 ●奨学生推薦	●入学料免除結果通知 ●奨学生採用結果通知 ●奨学生採用結果通知	●授業料免除結果通知（前期分） ●奨学生返還免除書類作成	●奨学生返還免除書類送付	
入学試験			●学校案内・募集要綱をHPに掲載	●高校訪問等募集活動	●オープンキャンパス←推薦入	
各種調査	●私立学校等の実態調査 ●医師会関係調査	●学校基本調査 ●保助看法第14条報告	●学校法人等基礎調査 ●看護師等養成所運営費補助金事業 ●私立専修学校における就職状況等の調査	●日本看護学校協議会調査		

10月	11月	12月	1月	2月	3月
●宣誓式					●卒業式
	●防災訓練			●壮行会	
	●受験手続			●国家試験	●合格発表
ラム検討		●時間割確定←　シ　ラ　バ　ス　作　成　→			●シラバスHP掲載
2週間以内に実施　→					←学生便覧・シラバス作成→
●成績発表			●OSCE		●成績発表
別　実　習　→		●統合実習		●看護観発表	●指導者会議
		●基礎看護学実習			（次年度実習）
				●指導者会議	
				（実習のまとめ）	
●後期履修相談				●学校運営	●学校運営
				委員会	委員会
表会				●卒業判定	●進級判定
				●専門士付与	
	●自治会総会	●学生祭	●社会人基礎力	●卒業生への	●1, 2年生への
			セミナー	アンケート	アンケート
●社会人基礎力セミナー					
援（保健師, 助産師）→					●卒業時ガイダンス
●在学定期	●卒業予定者返還説明会		●次年度継続のための入力		●継続の
採用説明会			内容審査		適格認定
←授業料免除算定審査（後期分）→		●授業料免除結果通知（後期分）			
		←　一般入学試験（前期・後期）準備・実施・合格発表　　　→			
学・社会人入学試験準備・実施・					
合格発表→					
	●入学手続				●入学手続
					（前期・後期）
●学校教員統計調査		●高等教育機関		●看護師等養成所運営費	
		一覧調査		補助金実績報告	
●専門学校の経済的支援調査					

[大学]

	4月	5月	6月	7月	8月	9月
行事	●入学式 ●オリエンテーション ●履修ガイダンス			●編入学試験		●学位授与式（秋季）
国試関係					●試験日発表	
授業関係	●履修関係冊子配布 ●履修登録 ●履修相談 ●受講者確定,教員への確認		←　試　験　準　備　→	●授業アンケート実施 前期定期試験	成績評価	●次年度カリキュ ●履修登録 ●履修相談 ●成績発表
実習関係		●実習計画病院との打ち合せ	●実習打ち合せ	←4年生統合実習→	●実習打ち合せ	←2年生技術実 ●実習打ち合せ
履修卒業関係	●養護教諭選択履修者選抜試験			学位記記載事項確認・進路状況調査(学士・秋季)		●卒業判定（秋季） ●学位授与（秋季）
養護教諭関係	●教育実習事前指導 ●実習校への受け入れ依頼手続き	←　教育実習(4週間)　→		●教育実習事後指導	●教員免許状更新講習	
就職支援	●インターンシップ	就　職　試　験	←インターンシップ→			
経済支援	←在学定期採用推薦依頼（日本学生支援機構奨学金）→ ←民間奨学財団奨学金推薦依頼→	←入学料免除算定審査 ←　授業料免除算定審査（前期分）	●入学料免除結果通知 ●授業料免除結果通知（前期分） ●奨学生推薦 ●奨学生推薦	●奨学生採用結果通知 ●奨学生採用結果通知	●奨学生返還免除書類作成	●奨学生返還免除書類送付
入学試験	←　入試情報開示　→	←　編入学試験準備・実施・合格発表　→		●オープンキャンパス学外大学説明会		←推薦
各種調査		●学校基本調査				

10月	11月	12月	1月	2月	3月
●入学式(秋季)	●大学入学共通テストを課さない学校推薦型選抜		●大学入学共通テスト	●一般選抜(前期) 私費留学生入試	●一般選抜(後期) 学位授与式
	●受験申請		●受験票の配布	●国家試験(保健師・助産師・看護師)	
ラム検討	●時間割確定 ←	シ ラ バ ス 作 成 →			●シラバスHP掲載
	← 履修関係冊子作成 →				
		●授業アンケート実施			
	← 試 験 準 備 →			後期定期試験→ 成績評価→	
習→			●実習打ち合せ ←2年生看護過程実習→		●実習協議会(実習のまとめ)
← 3 年 生 領 域 別 実 習 →					
				←成績評価→	
←学位記記載事項確認・進路状況調査→					●進級判定 ●卒業判定 ●学位授与
				●保健師選択履修者選抜試験	
		●教育委員会等との事務打ち合せ ●教員免許状更新講習の文科省への開設申請開始			●教員免許状一括申請(大学が代行)
	●進路支援ガイダンス				●就活セミナー
←授業料免除算定審査(後期分)→		●授業料免除結果通知(後期分)			
← 入 試 準 備 ・ 実 施 ・ 合 格 発 表 → ●オープンキャンパス					
入学試験準備・実施・合格発表→		●共通試験学内説明会	●入学手続(推薦入試)		●入学手続(前期・後期・私費留学生) ●追加合格実施
●大学における教育内容等の改革状況調査(文科省)	●教育および教員の状況調査(看護系大学協議会)	●教員免許状取得状況等調査(文科省)			

4 用語集

W カーブモデル

学生が新しい文化に適応するまでの経過に関するモデル。もともとは留学生の異文化適応に用いられたモデルであったが，初年次学生にも適用されている。入学直後から期待や適応といったポジティブな状態と，カルチャーショックや精神的な孤独といったネガティブな状態を繰り返し，最終的な適応に至ることが示されている。

アーリー・エクスポージャー

早期体験学習。早い時期に仕事や学問の現場に参加して学習するカリキュラムの工夫である。医療系の学生が，職業に対する動機づけや使命感などを得ることを目的として，入学後早期の段階で病院などの医療現場を体験する機会を設けるといった事例があてはまる。

アイデンティティ

自己同一性。心理学者のエリクソンは，変化する環境のなかで自己がさまざまな役割を演じるとき，そうしたさまざまな自分を統合する変わらない自己をアイデンティティと呼んだ。青年期に確立することが期待されている。

アウトカム基盤型教育

学習の成果から教育全体を設計する教育。1970 年代におけるアメリカの医学教育において広がった。最初に教育プログラム修了時に期待する目標を明示し，それを実現するための教育を計画・実施し，最後に到達度を測定する。

アカデミック・アドバイザー

学生に対して学業に関する指導や助言を行う教職員。履修や学習の方法をはじめとして，留学や進学の相談も受け付ける。特定の学生を長期的に担当する場合もあれば，学習支援センターなどに常駐して随時学生から相談を受け付ける場合もある。

アカデミックハラスメント

教職員が学生などの構成員に対して行う不適切な行為の総称。教育や研究について権力をもつ者がもたない者に対して，精神的あるいは身体的な損害を過度に与えることを指す。

アカデミックポートフォリオ

教員の業績を文書の形で記録したもの。業績には，教育，研究，社会貢献，管理運営の 4 つの領域に関するものが含まれる。これらを簡潔な文書で記述し，自己の省察や業績評価に用いられる。本文に記載されている内容を裏づけるエビデンスと呼ばれる資料も添付される。

アクティブラーニング

教育者による一方向的な講義形式の教育とは異なり，学習者の能動的な学習への参加を取り入れた教授・学習法の総称。問題解決学習，ディスカッション，グループワーク，プレゼンテーションなどを含む。

アドミッション・ポリシー

入学者の受け入れに関する方針。教育機関や学部などの下部の組織がその教育理念や特色などを踏まえ，どのような教育活動を行い，どのような能力や意欲，適性などを有する学習者を求めているのかなどをまとめたものである。入学者の選抜方法や入試問題の出題内容などにこの方針が反映される。

アンダーマイニング効果

内発的動機づけによって行われた行為に対して報酬を与えるなどの外発的動機づけを行うことによって意欲が低下する現象。心理学者のデシとレッパーの実験によって明らかにされた。

アンドラゴジー

成人の学習を支援する教授法。教育学者のノールズが，大人の学びは子どもの学びと異なると考え，成人学習の主要な概念として提唱した。アンドラゴジーは成人男性を意味する語と指導を意味する語の合成語である。

一条校

学校教育法の第 1 条に掲げられている教育施設。幼稚園，小学校，中学校，義務教育学校，高等学校，中等教育学校，特別支援学校，大学，高等専門学校から構成される。専修学校や各種学校は学校教育法のなかに規定があるが，一条校ではない。

インスティテューショナル・リサーチ

教育機関における諸活動に関する情報を収集・分析することで，活動の質の向上を支援し，外部に対する説明責任を果たすこと。学生への教育活動とその成果の検証，学外からの各種評価への対応，中長期計画の策定などを行う。IR と略される。この業務に従事する者を，インスティテューショナル・リサーチャーと呼ぶ。

エフォート

教員としての活動に注ぐ時間の割合。教員としての活動には，教育，研究，管理運営などが含まれる。内閣府内に設置されている総合科学技術・イノベーション会議では「研究者の年間の全仕事時間を 100 % とした場合，そのうち当該研究の実施に必要となる時間の配分率」と定義されている。

オープンキャンパス

入学を希望する者に対して，教育機関のなかを公開し，入学に向けての関心や学校に対する理解を促進するイベント。教員による講演，模擬授業，施設や設備の公開，学内ツアー，サークルの紹介，進学相談などが行われる。

オフィスアワー

授業内容などに関する学生の質問や相談に応じるための時間として，教員があらかじめ示す特定の時間帯。この時間帯であれば，学生は予約することなく教員を訪ねることができる。欧米の大学で始められたといわれるが，日本の教育機関でも導入され，シラバスなどにオフィスアワーを記載している。

外発的動機づけ

外部にある評価や報酬，あるいは罰が要因となって生じる動機づけ。行動をとる目的が，自分自身以外の要因によって左右される。内発的動機づけのきっかけに

なりうるものである一方で，もともと内発的動機づけに基づく意欲をもっている場合は，その意欲を低下させるものになるという現象も指摘される。

学習指導要領

文部科学省が定めている初等教育および中等教育におけるカリキュラムの基準。カリキュラムの理念や留意すべき事項，学年や教科ごとに学習目標や取り扱う内容などが記されている。

学習性無力感

行動が結果につながらないと考えることによって生じる無力感。さまざまな経験からの学習によって獲得されるものである。たとえば，長期にわたってストレスの回避困難な環境におかれた人や動物は，その状況から逃れようとする努力すら行わなくなることが指摘される。

学生支援の3階層モデル

学生支援の位置づけと主体を日常的学生支援，制度化された学生支援，専門的学生支援の3階層で示したモデル。2007年に日本学生支援機構によって発表された。日常的学生支援において，一般の教職員も学生支援の担い手であることが明記されている。

学問の自由

学問的活動が知的好奇心に基づくものであり，外部の権威から介入や干渉をされることなく自由に行われるべきであるという考え方。日本国憲法第23条において，「学問の自由は，これを保障する」と規定されている。学問研究の自由，研究発表の自由，教授の自由が含まれる。

隠れたカリキュラム

教育する側の意図とは無関係に，学校生活のなかで学習者自身が学びとっていくすべての事柄。たとえば，社会の価値や規範，行動様式などが該当する。隠れたカリキュラムのなかには，個人の属性による社会的な役割意識が含まれることもあり，そのような役割意識を助長する場合は問題と考えられることがある。

学会

専門分野を共有する研究者や職業専門人の団体。学会員は研究の成果を学会誌や集会で発表することにより，批判や承認を受ける。学会は専門分野に対応しており，新しい専門分野ができると新しい学会が設立され分化していく傾向にある。

学校教育法

日本の学校教育制度を定める法律。1947年に教育基本法などとともに制定された。第一章に総則，第二章に義務教育について規定され，第三章以降は各学校別に基本的な事項が定められている。学校教育法で定められた事項を具体的にどのように取り扱うかについては，省令の学校教育法施行規則で定められている。

カリキュラム

教育目標を達成するために，学校が計画的に編成する教育内容の全体計画。教育課程ともいわれる。カリキュラムを編成する際には，何を教えるかという学習の範囲と，どのような順序で教えるかという配列が重要になる。

カリキュラム・ポリシー

教育課程の編成および実施に関する方針。学生が目標とする学習成果を上げるために行う教育内容の範囲や順序，学習成果の測定に関連する内容などが簡潔な文書で記述されたものである。大学では，アドミッション・ポリシーやディプロマ・ポリシーとともに公表することが義務づけられている。

カリキュラム・マネジメント

教育機関の教育目標を達成するために，組織としてカリキュラムを改善していく継続的な活動の総体。具体的には，カリキュラムを評価することによって成果や課題を浮き彫りにしたうえで，成果をより拡大させ課題を解決するために活用可能な資源を開発することや，資源を有効に活用するための組織の改善などが含まれる。

感情伝染

人が表に出した感情が，周囲に無意識のうちに伝わってしまう現象。他者の発言，表情や動作などが影響する。もらい泣きやあくびがうつるのも，この現象に該当する。他者に伝染させやすい人もいれば，他者から感情を伝染されやすい人もいる。情動伝染ともいう。

キー・プロフェッション

専門職を養成する専門職という性格を備えている教員を示す用語。歴史学者のパーキンは，看護師，医師，弁護士といった専門職を養成している教員を，ほかの一般的な専門職とは異なる特徴をもっていることで区別する意味を表すためにこの用語を使った。

帰結主義

行為の判断の根拠にその結果を考慮に入れる考え方。イギリスの哲学者のエリザベス・アンスコムが提唱した。善を最大化する行為が道徳的に正しいと考える。利益・幸福を最大化する選択が道徳的に正しいとする功利主義は帰結主義の1つの考え方である。

技術的熟達者

専門分野の体系化された知識や技術を学び，それを現場で活用することで熟達していく専門職像。ショーンが省察的実践家と対比して用いたモデルである。

逆向き設計

最終的な学習成果を重視して教育を設計する方法。明確な目標や行われるべき学習を先に想定し，それに必要となる教育内容や教育方法を逆算的に組み込んでいく。ウィギンズとマクタイのカリキュラム論で明示的に提唱された。

キャリア

人生の生き方とその表現の仕方。狭義には，職業の経歴を指すが，広義には職業以外の諸活動をも含む。生涯にわたって継続し，個人の内的あるいは外的な発達や自己実現に焦点が当てられている。

キャリアアンカー

キャリアを選択する際に，自分にとって最も大切で，どうしても譲れない，犠牲にできないという価値観や欲求。アメリカの組織心理学者エドガー・シャインに

よって提唱された概念。アンカーとは船の錨を示す言葉である。

キャリアカウンセラー

職業選択をはじめ，広くキャリアに関する相談や助言を行う職。2016 年に国家資格として規定されたキャリアコンサルタントがある。勤務する職場としては，高等教育機関に限らず，企業やハローワーク，職業訓練校などがある。

キャロルの時間モデル

学習到達度は，学習者の学習目標の達成に必要な時間に対して，実際にどれだけ学習に時間を使ったかの割合で表現できることを示したモデル。成績の差が個々の学習者の能力ではなく学習時間に起因すると説明した。

教育観

教育に対する見方や考え方。個人の教育観は学習や経験によって形成される。本質主義や進歩主義といった類型もある。教育観は個人的なものだけではなく，社会や組織にも教育観があるという考え方もある。

教育基本法

日本の教育に関する原則を定めた法律。教育に関する法令の運用や解釈の基準となる性格をもつことから教育憲法と呼ばれることもある。1947 年に制定され，2006 年に改正された。前文と 18 条から構成される。

教科カリキュラム

教育の本質を，文化的な遺産の伝達と考える教育観に基づくカリキュラム。学問の体系を基礎に構成される知識や技術を系統的に学習していくことが目指される。それゆえ，教育方法に関しては，多くの知識や技術を効率的に伝達するという特長がある反面，教員中心の教育になりがちで，学習者の主体性が発揮されにくいという課題もある。

教師聖職者論

教師を聖職者のようにみなす考え方。近代以前は，牧師や僧侶のような聖職者が教師となることがあったことから，教師は聖職者のように献身的な態度で教育活動に取り組むべきであると考えられるようになった。教師をほかの職業と同様に労働者であるとする教師労働者論と対比される。

教師労働者論

教員を労働者としてみなす考え方。教員に経済的報酬を含め自分自身の生活を充実させる権利があることを重視する。教員を聖職者のようにみなし報酬に関係なく教育に従事することが期待される教師聖職者論と対比される。1960 年代に専門職と認められているにもかかわらず低い報酬にあった教員の待遇改善を目指す教職員組合運動として広がった。

経験カリキュラム

学習者の実生活における興味・関心や諸課題を基礎とし，具体的な問題解決を通じて，必要とされる知識や技能を習得させるカリキュラム。生活カリキュラムと呼ばれることもある。学習者を中心としたアプローチであるという点で教科カリキュラムとは反対の立場であるといえる。

結果期待

行動の結果として，望む結果が得られるかどうかに対する期待。心理学者のバンデューラが提唱した。望む結果への期待が高ければ，積極的な行動をとろうとする。効力期待と対比される。

結晶性知能

経験から得たさまざまな情報を統合して理解する能力。分析力，判断力，コミュニケーション能力といったものなどがある。生涯にわたって経験を積むことにより発達する能力であり，ピークを迎えるのは 60 歳頃といわれている。

構成主義的学習観

学習者自身が知識を構築していく過程を重視した学習のとらえ方。哲学や社会学における構成主義の影響を受け，学習を個人に閉じられた活動としてではなく，社会的な活動としてとらえる。学習者のおかれた状況に依存した知識を社会の構成員との相互作用によって身につけていく過程を重視する。

厚生補導

学生の課外活動，就職，健康管理などの支援の総称。アメリカの大学で行われていた Student Personnel Services の日本語訳であり，戦後に日本の大学に普及した。大学設置基準では，厚生補導を行う専任の職員をおく適当な組織を設けることを定めている。

行動主義的学習観

外面に現れる観察可能な行動の変容が生じることをもって学習がなされたとする考え方。心理学が哲学的アプローチや，個人の内面を実験的かつ主観的に探ろうとする方法論に依拠してきたことに対して，それらが科学的ではないという批判から生まれた。

効力期待

特定の行動を達成できるという自分自身の能力に対する期待。心理学者のバンデューラが提唱した。自分ができるという期待が高ければ，積極的な行動をとろうとする。結果期待と対比される。

コーチング

対話によって学習者の自己実現や学習目標達成を目指す技法。語源は馬車であり，大切な人を，その人が望むところまで，安全に送り届けるという意味から派生している。心理学やカウンセリングの理論や技法などから構成される。

ゴーレム効果

悪い印象をもって接することによって，悪い影響を与え続けてしまい，その人が実際に悪いものとなってしまうこと。ピグマリオン効果の逆の効果である。

誤概念

学習者が保持する概念のうち，科学的に正しい概念と矛盾するもの。誤概念がどのように習得されるかについては必ずしも明らかにされていないが，学習に先立って，日常生活を通じて身につけられるものと考えられている。誤概念は一度保持すると，修正することが困難となる。

シーケンス

学習内容を発達段階に応じてどのように配列するかという順序。スコープととも
に教育課程の基本的な構成要素として重要であり，これらによってどのような内
容をどのような順序や方法で指導するかの計画を立てることができる。

自己決定理論

自らの行動に対する自己決定の度合いが成果に影響を及ぼすことを示した理論。
内発的動機づけの概念から発展した。自分で決める割合が高いほど動機づけられ，
最後までやり抜く気持ちが強固になったり，目標に到達したりする。自己決定理
論は基本的心理欲求理論，認知的評価理論，有機的統合理論，因果志向性理論，
目標内容理論といった 5 つの理論に細分化される。

自己効力感

人が何らかの課題に直面したとき，自分はそれが実行できるという期待や自信の
こと。バンデューラが唱えた概念で，動機づけに大きな影響を及ぼす要因の 1 つ
と考えられている。

自己調整学習

学習の一連の流れを学習者が自ら調整しながら学習を進めること。調整の対象と
なるのは，動機づけ，学習方略，メタ認知であり，そのため他者に援助を要請し，
学習の足場かけをしてもらうことも効果的である。これらの調整を学習の前後お
よび最中に行うことにより，学習効果が向上するという研究成果がある。

自治

自分や自分たちに関することを自ら処理すること。教育機関においては，国家権
力などの外部権力の影響を排除し，自主的・自律的に教育や研究に関する事項を
決定する意味で用いられる。人事や学生および施設の管理，教育機関内部の秩序
維持といったものに自主性があると考えられることが多い。学生を自治の主体と
して位置づける考え方もある。

授業研究

授業を観察・記録した資料をもとに授業改善の方策を明らかにする研究。方法に
は，授業者と授業見学者との意見交換，事前に録画した授業を視聴しながらの意
見交換，模擬授業，授業実践の共有などがある。

熟達化

学習経験を十分に積み，卓越した知識や技能を身につけるようになるまでの過程。
この過程を経ると，物事の単純な理解にとどまらず，身につけた能力をもとに何
かを判断したり行動したりすることができるようになる。特定の領域や分野に
限って発揮することができる領域固有性という特徴をもつことが知られている。

熟達化の 10 年ルール

熟達化には 10 年程度の期間を必要とするという考え方。チェス，テニス，音楽な
どスポーツや芸術の分野の熟達者を対象とした研究の結果，エリクソンによって
提唱された。営業職や看護師などのさまざまな職業や職種においても熟達化の 10
年ルールがあてはまることが明らかにされている。

生涯学習

人が生涯を通じて行う学習。1965 年のユネスコの国際委員会で，ポール・ラング
ランが提唱した概念である。2006 年に改正された教育基本法において生涯学習の
理念が規定され，生涯教育社会の実現が目指されている。

ジョハリの窓

自己分析に使用するモデル。心理学者ジョセフ・ルフトとハリー・インガムに
よって発表された。公開された自己(開放の窓)，自分は気づいていないが他人か
らは気づかれている自己(盲点の窓)，隠された自己(秘密の窓)，誰からも知られ
ていない自己(未知の窓)の 4 つの領域に分けて，自己への気づきを促し，対人関
係の円滑な進め方を考えさせる。

シラバス

各授業の授業計画。具体的には，授業担当者，授業概要，学習目標，各回の学習
内容，評価方法と基準，教科書，参考図書，授業時間外の学習課題などが記され
ている。学生が，予復習など授業時間外での学習を進めるうえでの参考資料とな
る。履修を決める際の資料，教員相互の授業内容の調整，学生による授業評価に
も使われる。

進歩主義

物事は時代の流れや状況に沿って変化し続けることにより，完全な状態に近づく
という考え方。教育においては，社会の発展や実生活への適応を重視し，学習者
の状況，すなわち興味や関心などを踏まえた内容にすべきと考える立場をとる。
アメリカの教育学者のデューイの考え方が代表的である。

心理的離乳

子が親や養育者からの自立を図り精神的に独立すること。主に青年期への移行時
にみられる。心理学者のホリングワースが，乳児期から幼児期への移行時に生じ
る母親からの離乳になぞらえて命名した。

スコープ

カリキュラム編成において選択すべき学習の範囲または領域。シーケンスととも
に教育課程の基本的な構成要素として重要であり，これらによってどのような内
容をどのような順序や方法で指導するかの計画を立てることができる。

スタッフ・ディベロップメント

教育研究活動の適切かつ効果的な運営を図るため，必要な知識および技能を習得
させ，その能力と資質を向上させるための研修。SD と略される。従来は事務職員
を対象とした能力開発と理解されることもあったが，大学設置基準の規定によっ
て，事務職員だけでなく，教員，大学執行部，技術職員なども対象者として含ま
れる。

省察的実践家

臨機応変に対応することが必要な職場において振り返りを通して熟達していく専
門職像。反省的実践家ともいう。専門分野の体系化された知識や技術を学び，そ
れを現場で活用することで熟達していくと考えられていた従来の専門職像とは異
なる考え方。ショーンが提唱したモデルであり，看護師や教員の専門職像を考え

る際に活用される。

正統的周辺参加
学習を，社会的な実践共同体のなかで正規メンバー(正統的)として徐々に周辺的な位置から中心的な役割を果たすようになっていくプロセスとしてとらえる学習理論。社会人類学者のレイヴと教育理論家のウェンガーが，アフリカの産婆，仕立屋，肉加工職人や保険会社における業務遂行過程の分析などの研究成果から導いた理論。

青年期
人間の児童期から成人期に至る期間。身体的発達や性的発達の著しい時期であり，アイデンティティの確立，心理的離乳，反抗，モラトリアムといった現象がみられる。発達心理学者のエリクソンはおよそ 13〜20 歳頃あたりまでの時期としていた。

生理的早産説
ほかの大型動物に比べ，人間は感覚器がよく発達しているのに対し，運動能力が未熟な状態で生まれてくることを示した説。スイスの動物学者ポルトマンが提唱した。ほかの哺乳動物と比較して人間は未熟な状態から成熟しなければならない特徴を表している。

宣言的知識
知識のうち事実に関する知識。「A は B である」というような形で説明される概念や事実に関する知識を意味する。ものの名前のような一般的な知識だけでなく，いつ，何が起こったといったような個人の経験に関するものも含まれる。手続き的知識と対比される。

専門職
専門的な知識や技能を必要とする職業。ほかから区分される特徴的な性質をもった職業として扱われる。国家資格を必要とする職業を指すことが多いが，国家資格を不要とする職業でも専門職と呼ぶ。医師，法律家，聖職者が代表的な専門職である。

相互不干渉主義
教員間で相互にかかわらない，立ち入らない傾向をもつことを表す。教員文化の 1 つの特徴とされる。教員のもつ相互不干渉主義が，教員の成長や創造的な活動，改革などに対して悪影響を与えると指摘される。

体験学習
学習者が自ら体験し，感じ，考え，習得していく学習方法。視覚，聴覚，触覚，味覚，嗅覚といった自らの五感，頭脳と身体と感情といった学習者のすべてを通して学ぶことが特徴である。類似の概念として職業人が経験から学ぶ経験学習もあるが，学習目標をもつ学習活動や教育実践においては体験学習が使われることが多い。

ダイバーシティ
性別，国籍，人種，宗教，障害などのさまざまな多様性を包括する用語。2016 年から施行された障害者差別解消法などに示されるように，教育機関においても多様性に配慮した学内の環境整備やさまざまな支援を充実させることが求められて

いる。

知的・倫理的発達理論
学生の物事に対する考え方や見方の発達過程を示した理論。教育心理学者のペリーによって理論化され，その後多くの研究者によって応用された。発達するに従って，絶対的で二元的なものの見方から，相対的で多元的なものの見方へ変化し，多様な考え方を理解できるようになることなどを指摘した。

ティーチングポートフォリオ
教員が自分の授業や指導において行った取り組みを，目に見える形で自分や第三者に伝えるためにまとめた教育業績についての厳選された記録。教育活動の振り返りを通した授業改善，教育業績の評価を主な目的としている。

定型的熟達者
決まった手続きのある行動を早く正確に実行することができる熟達者。実行に必要な知識を身につけ，知識に基づく行動を自動化できている。ただし，決まった手続き以外の対処をうまくできるとは限らない。適応的熟達者と対比される。

ディプロマ・ポリシー
各教育機関が卒業生を社会に送り出すうえで，どのような能力を身につければ学位を授与するのかを具体的に示した学位授与の方針。教育の質を担保し，授与される学位の信頼性を高めるため，ディプロマ・ポリシーに基づく厳格な成績評価・卒業認定を行うことが求められる。

適応的熟達者
学習により身につけた知識を，さまざまな場面で柔軟に適用できる熟達者。目の前の状況を見極めたうえで最適な対応を類推し，保持する手続き的知識を組み替えたり拡張したりすることができる。定型的熟達者と対比される。

手続き的知識
事物の操作・手順に関する知識。ノウハウ（Know How）とも呼ばれ，技能と密接にかかわっている。学習者が技能を身につければ，当該技能に関連する手続き的知識は意識されなくなり，このことを自動化と呼ぶ。宣言的知識と対比される。

テニュア
定年までの教員としての身分を保障する権利。終身在職権とも呼ばれる。アメリカの大学では，教員に対して任期を付して雇用し，任期の間の業績や教員としての資質や能力に対して厳格な審査が行われ，認められた場合にテニュアが与えられる制度が設けられているのが一般的である。

同僚性
教員間が互いに支え合い，高め合っていく協働的な関係。教育学者のリトルが，成功を収めている教育機関の教員集団の特徴として同僚性の重要性を指摘した。学びの共同体として教育機関の機能を高めるために，教員相互の授業見学や知識共有などの活動が効果的である。

特性因子理論
個人の特性と職業の特性のマッチングが重要であることを示した理論。職業指導の祖と呼ばれるパーソンズによって提唱された。自己分析や職務分析を行うこと

の重要性が指摘されている。

徒弟制度
職業に必要な知識や技術を教育する制度。中世のヨーロッパの手工業を中心に広く普及した。親方，職人，徒弟といった3つの身分に分かれ，新参者はまず徒弟として修業し，独り立ちして仕事ができる職人を目指す。

内観法
人の心の動きや状態を直接的に尋ねる方法。外部から観察できない心の動きや状態を明らかにすることができるが，個人の主観に拠っているという課題がある。内省法や自己観察法と呼ばれることもある。行動主義的方法と対比される。

内発的動機づけ
自分自身の内面にある好奇心や関心によって生じる動機づけ。対象となる行動そのものが目的となっている動機づけともいえる。行動自体が手段ではなく目的であるため，行動の継続性がある。外発的動機づけと対比される。

入学前教育
早期に合格した入学予定者に対して行われる教育。学校推薦型選抜や総合型選抜の合格者は，入学までに数か月の期間があるため，その間の学習習慣の継続や，入学後に学習する内容の基礎学力の定着といったねらいがある。

認知主義的学習観
知識を獲得していく過程を重視した学習のとらえ方。行動主義的学習観が人間の内面を科学的に解明不可能なブラックボックスであるとしていたのに対して，人間の思考を情報処理システムの一種としてとらえ，その仕組みをモデル化することを目指している。

発達課題
人生の各発達段階で達成または獲得されることが求められる課題。社会との関係，情緒，認知などにかかわるものがある。課題を乗り越えることにより次の発達段階へ進み，健全な発達を遂げることができる。

発問
指導者が学習者に対して行う教育的な意図をもった問いかけ。問いかけることで，興味を喚起したり，発想を広げたり，思考を深めさせたりすることができる。

汎用的能力
特定の文脈を越えて，さまざまな状況のもとで活用することのできる能力。批判的思考力，コミュニケーション力，リーダーシップ，創造性，柔軟性などが挙げられる。転移可能な能力とも呼ばれる。汎用的能力を重視した概念として，中央教育審議会答申で提示された学士力，経済産業省の提言する社会人基礎力がある。

ピア・サポート
学生支援のうち，学生がほかの学生を支援する活動の総称。支援の内容は，学習支援，学生生活の相談，キャリア支援，留学相談，図書館やパソコン教室の利用支援，障害のある学生の支援など多岐にわたっている。

ピグマリオン効果

教員の学習者に対する期待や態度が，学習者によい影響を与える現象。教育心理学者のローゼンタールは，成績が伸びる児童であると教師が認識すると，その児童は実際の能力にかかわらず，成績が向上することを実験により明らかにした。

廣中レポート

2000年に学生中心の大学への転換や正課外教育の位置づけを提言した文部省高等教育局の文書。正式名称は「大学における学生生活の充実方策について─学生の立場に立った大学づくりを目指して─」である。座長の廣中平祐から廣中レポートと呼ばれる。

ファカルティ・ディベロップメント

教員が授業内容・方法を改善し教育能力を向上させるための組織的な取り組みの総称。FDと略される。大学設置基準によって大学に義務化されている。新任教員のための研修，教員相互の授業見学の実施，授業方法についての研究会の開催などがある。

フィードバック

形成的評価の1つで，学習の進捗状況やプロセスに対して評価結果を返す行為。到達度を判定するだけでなく，学習を促進するためにも活用できる。フィードバックにはいくつかの方法があり，その方法を選択する際には，学習者に対する効果，学習者の人数，指導者の時間や労力，教室環境を考慮する必要がある。

プランドハップンスタンス理論

偶然性に着目した個人のキャリア形成に関する理論。心理学者のクランボルツが提唱した。キャリアの8割は偶発的に決まり，そういった偶然をキャリア形成につなげるには，好奇心，持続性，楽観性，柔軟性，リスクテイキングといった5つの能力を高めておくことが重要であることを示した。

フロー

内発的に動機づけられ，何かに没頭しているという感覚を伴っている状態。心理学者のチクセントミハイが提唱したやる気と人間発達の理論。この状態にあるとき，人は高いレベルの集中力を示し，楽しさ，満足感，状況のコントロール感，自尊感情の高まりなどをもつという。

フンボルト理念

教育と研究の一体化を目指した考え方。ドイツのフンボルトが創設にかかわったベルリン大学で取り入れられた。大学の自治を重視することやゼミナールにおける研究を通じた教育活動などといった，現代の大学のあり方の1つのモデルとなっている。

法治主義

決定や判断を，法に基づいて行おうとする考え方。法で定まっているのであれば，その内容を問わずに決まった形式や手続きに従えばよいとする考え方を形式的法治主義といい，法の内容や適用してよいかどうかを吟味すべきとする考え方を実質的法治主義という。

本質主義

物事には，それを成立させるための不変で決定的な特性があるという考え方。教育においては，文化遺産の伝達を重要と考える立場をとる。学問領域で教えなければならない中核となる内容は決まっており，その内容を体系的な計画によって教えるべきであると考える。

無境界性

教員の職務が際限なく拡大しやすい性質をもつことを表す。教員には，授業の準備や学生に対する指導など，範囲を明確に線引きしにくい職務が多いことが，長時間労働やバーンアウトにつながりやすいという指摘もある。

メタ認知

自分自身の思考や行動を認識する際に客観的に把握し，認識をすること。それを行う能力をメタ認知能力という。自分の認知活動(思考，記憶，情動，知覚)を見直し調整することで，自分にとって効果的な学習を自分自身で検討することができるため，教育においてメタ認知能力を高めることは重要な課題である。

目標設定理論

目標の設定と動機づけの関係に着目した理論。1968年に心理学者のロックが提唱した。本人が納得している目標，明確な目標，難易度の少し高い目標を設定することで意欲が高まることを示した。

モラトリアム

社会的責任を一時的に猶予されている期間。心理学者のエリクソンによって提案された。もともとは支払猶予期間の意味で用いられていたが，その意味が転じて成人になる前の準備期間である青年期に対しても用いられるようになった。

ユニバーサルデザイン

あらゆる人が利用できるような設計。アメリカの建築家のロナルド・メイスが提唱した考え方。文化，言語，国籍，年齢，性別，障害の有無などを問わずに利用できることを目指す。障害の有無に限定していない点がバリアフリーとは異なる。

ラーニングコモンズ

学生の学習支援を目的に図書館などに設けられた学習空間。コンピュータ設備や資料を提供するだけでなく，グループ学習用の机や椅子などが配置されている。学生の自学自習を支援する専門スタッフがいる場合もある。

ライフ・キャリア・レインボー

生涯におけるキャリアを時間軸と役割の2つの要素で示したモデル。心理学者のスーパーによって提唱された。成長，探索，確立，維持，解放といった5つの段階に生涯を分け，各段階で子ども，学生，余暇人，市民，労働者，家庭人，そのほかの役割を担う時間やエネルギー消費量が異なることを虹になぞらえた半円形で図示している。

履修系統図

カリキュラムを通じて育成を目指す能力と配置された各科目との関係性や，科目間の関係性を示した図の総称。カリキュラム・マップ，カリキュラム・ツリー，

コース・ツリーなどと呼ばれるものがある。

リメディアル教育

教育機関で教育を受けるための前提となる知識などの習得を目的とした教育。補習教育とも呼ばれる。高等学校段階の数学，物理，化学，生物，英語といった科目に関連する内容が行われることが多い。

流動性知能

新しい場面への適応やはじめて直面する問題解決に必要な能力。計算能力，推論する力，暗記する力，判断力といったものなどがある。20代から30代頃にピークを迎え，その後は加齢とともに衰える。

臨界期

刺激に対する反応や効果が最もよく現れる時期。本来は，物理学などで用いられる用語で，ある状態から別の状態へ遷移する境目の時期を意味する用語である。楽器など音楽にかかわる技能の習得は4歳頃までといったように，幼少期や児童期に臨界期を迎えるものが多い。

レディネス

ある学習が成立するために必要な学習者の準備状況。レディネスを規定する主な要因として，学習者の知識，技能，意欲，過去の経験などがある。

ロールモデル

自分が将来目指したいと思う模範となる存在。仕事のできる先輩や上司をロールモデルにすることで，自分の仕事に対する方向性や目標を設定することができる。ロールモデルと比較することで自分の課題が明確になる。

ワークライフバランス

仕事と生活の調和。やりがいや充実感をもちながら働き，仕事上の責任を果たすとともに，家庭や地域生活などにおいても，人生の各段階に応じて多様な生き方が選択・実現できることを目指す。

文献

愛知教育大学(2016)：教員の仕事と意識に関する調査.

青木恵美子，荒木田美香子(2019)：看護基礎教育に携わる看護学教員の学習支援のためのコミュニケーションスキル尺度の開発，日本看護研究学会雑誌42(2)：161-173.

青木久美子(2005)：学習スタイルの概念と理論―欧米の研究から学ぶ，メディア教育研究2(1)：197-212.

阿形奈津子(2019)：領域横断科目の検討と運営―シラバスの検討から授業，実習の実際まで，看護教育60(2)：108-113.

浅田匡，生田孝至，藤岡完治編(1998)：成長する教師―教師学への誘い，金子書房.

安彦忠彦，児島邦宏，藤井千春，田中博之編(2012)：よくわかる教育学原論，ミネルヴァ書房.

阿部幸恵(2016)：医療におけるシミュレーション教育，日本集中治療医学会雑誌23：13-20.

有本章編(2008)：変貌する日本の大学教授職，玉川大学出版部.

スーザン・A・アンブローズ，マイケル・W・ブリッジズ，ミケーレ・ディピエトロ，マーシャ・C・ラベット，マリー・K・ノーマン(栗田佳代子訳)(2014)：大学における「学びの場」づくり―よりよいティーチングのための7つの原理，玉川大学出版部.

池田輝政，戸田山和久，近田政博，中井俊樹(2001)：成長するティップス先生―授業デザインのための秘訣集，玉川大学出版部.

池西靜江，石束佳子(2015)：看護教育へようこそ，医学書院.

石井美和(2010)：大学教員のキャリア・ステージと能力開発の課題―広島大学教員調査と東北大学教員調査から，東北大学高等教育開発推進センター紀要5：29-42.

市川伸一(2011)：学習と教育の心理学 増補版，岩波書店.

伊藤崇達(2008)：「自ら学ぶ力」を育てる方略―自己調整学習の観点から，BERD 13：14-18.

伊藤崇達(2010)：やる気を育む心理学(改訂版)，北樹出版.

井上弘(1983)：教育哲学の類型と教育方法，教育開発研究所.

グラント・ウィギンズ，ジェイ・マクタイ(西岡加名恵訳)(2012)：理解をもたらすカリキュラム設計―「逆向き設計」の理論と方法，日本標準.

植竹理佳，新井梨沙，臼井奈緒，大日向礼子，小原澤侑季，奥山貴弘(2009)：看護学生が卒業後に看護師を継続して志望する意志の実態とその理由，東京医科大学看護専門学校紀要19：51-53.

潮木守一(2008)：フンボルト理念の終焉？―現代大学の新次元，東信堂.

江川万千代編(2015)：看護教員に伝えたい 学校管理・運営の知恵と工夫，医学書院．

E・H・エリクソン(岩瀬庸理訳)(1982)：アイデンティティ―青年と危機，金沢文庫．

大浦猛(1990)：教育哲学，細谷俊夫，奥田真丈，河野重男，今野喜清編，新教育学大事典 第 2 巻：321-323．

大久保博之(2019)：子どもの能力は 9 歳までに決まる，サンマーク出版．

大村はま(1996)：新編 教えるということ，筑摩書房．

岡本徹，佐々木司編(2009)：新しい時代の教育制度と経営，ミネルヴァ書房．

奥野信行(2019)：臨床と基礎教育の間の「ずれ」を埋めるための連携 協働学習会の取り組み，看護教育 60(11)：930-935．

越智貢編(2005)：岩波 応用倫理学講義 6 教育，岩波書店．

鹿毛雅治(2013)：学習意欲の理論―動機づけの教育心理学，金子書房．

梶田叡一(2003)：教育評価(第 2 版補訂版)，有斐閣．

金井壽宏(2002)：働くひとのためのキャリア・デザイン，PHP 研究所．

金井壽宏，楠見孝編(2012)：実践知，有斐閣．

R・M・ガニェ，W・W・ウェイジャー，K・C・ゴラス，J・M・ケラー(鈴木克明，岩崎信監訳)(2007)：インストラクショナルデザインの原理，北大路書房．

看護行政研究会(2018)：平成 30 年版 看護六法，新日本法規．

看護史研究会編(1989)：看護学生のための日本看護史，医学書院．

北出千春，田渕郁子，中山久子，熊谷江利子，石川寛子，三村郁子，西村和子，梶谷薫，山﨑陸世(2008)：看護専門学校における教職員倫理指針の作成，看護教育 49(4)：314-318．

木村周(2018)：キャリアコンサルティング 理論と実際[5 訂版]，雇用問題研究会．

木村元編(2013)：近代日本の人間形成と学校―その系譜をたどる，クレス出版．

木村元，小玉重夫，船橋一男(2009)：教育学をつかむ，有斐閣．

ぎょうせい法制執務研究会編(2013)：全訂 図説 法制執務入門，ぎょうせい．

J・D・クランボルツ，A・S・レヴィン(花田光世，大木紀子，宮地夕紀子訳)(2005)：その幸運は偶然ではないんです！―夢の仕事をつかむ心の練習問題，ダイヤモンド社．

グレッグ美鈴，池西悦子編(2009)：看護教育学，南江堂．

ドナルド・ケネディ(立川明，坂本辰朗，井上比呂子訳)(2008)：大学の責務，東信堂．

厚生労働省(2019)：看護基礎教育検討会報告書．

国立教育研究所(1997)：中学校の数学教育・理科教育の国際比較―第 3 回国際数学・理科教育調査報告書，東洋館出版社．

小林寛伊，坂本すが(2012)：看護学入門 8 成人看護 I，メヂカルフレンド社．

子安増生(1990)：学習理論，細谷俊夫，奥田真丈，河野重男，今野喜清編，新教育

学大事典 第 1 巻：389-393.

小山眞理子編(2003)：看護教育講座 1 看護教育の原理と歴史，医学書院.

坂元昂編(1983)：現代基礎心理学 7 ―思考・知能・言語，東京大学出版会.

桜井茂男(1997)：学習意欲の心理学 自ら学ぶ子どもを育てる，誠信書房.

佐々木秀美(2016)：ナイチンゲールの看護教育方式を取り入れた我が国の明治期という時代，看護学統合研究 17(2)：1-25.

佐藤浩章，中井俊樹，小島佐恵子，城間祥子，杉谷祐美子編(2016)：大学の FD Q & A，玉川大学出版部.

佐野晋平(2015)：人的資本とシグナリング，日本労働研究雑誌 No. 657：4-5.

柴田義松(2001)：カリキュラムの概念，日本カリキュラム学会，現代カリキュラム事典，ぎょうせい：1-2

島一則編(2011)：大学とマネー―経済と財政，玉川大学出版部.

エドガー・シャイン(金井壽宏訳)(2003)：キャリア・アンカー 自分のほんとうの価値を発見しよう，白桃書房.

ドナルド・A・ショーン(柳沢昌一，三輪建二訳)(2007)：省察的実践とは何か―プロフェッショナルの行為と思考，鳳書房.

白井利明，都築学，森陽子(2012)：やさしい青年心理学，有斐閣.

杉森みど里，舟島なをみ(2016)：看護教育学 第 6 版，医学書院.

鈴木みゆき(2010)：社会性の発達，櫻井茂男編，たのしく学べる最新発達心理学―乳幼児から中学生までの心と体の育ち，図書文化社.

關戸啓子(2018)：看護学教育の質保証とコアカリキュラム，京都府立医科大学雑誌 127(12)：767-772.

ピーター・セルディン(大学評価・学位授与機構監訳，栗田佳代子訳)(2007)：大学教育を変える教育業績記録，玉川大学出版部.

ピーター・セルディン，J・エリザベス・ミラー(大学評価・学位授与機構監訳，栗田佳代子訳)(2009)：アカデミック・ポートフォリオ，玉川大学出版部.

曽余田浩史，岡東壽隆編(2006)：新・ティーチングプロフェッション，明治図書出版.

大学における看護系人材養成の在り方に関する検討会(2017)：看護学教育モデル・コア・カリキュラム―「学士課程においてコアとなる看護実践能力」の修得を目指した学修目標.

大学評価・学位授与機構(2014)：ティーチング・ポートフォリオの定着・普及に向けた取り組み―効果検証・質保証・広がり.

高野真由美(2017)：社会人経験を持つ看護学生の理解と支援―看護への志望動機と就学上感じる困難について文献からの検討，川崎市立看護短期大学紀要 22：37-45.

高橋一公，中川佳子編(2014)：生涯発達心理学 15 講，北大路書房.

田川まさみ，西城卓也，錦織宏(2014)：医学教育におけるカリキュラム開発，医学教育 45(1)：25-35.

田嶋一，中野新之祐，福田須美子，狩野浩二(2016)：やさしい教育原理 第3版，有斐閣.

辰野千壽(2009)：科学的根拠で示す学習意欲を高める12の方法，図書文化.

田中耕治(2019)：現代日本のカリキュラム改革の特徴と課題，佛教大学教育学部学会紀要 18：127-149.

田中統治，根津朋実編(2009)：カリキュラム評価入門，勁草書房.

田中俊也(2008)：熟達者と初学者，多鹿秀継編著，学習心理学の最先端―学びのしくみを科学する，あいり出版，122-133.

ミハイ・チクセントミハイ(今村浩明訳)(1996)：フロー体験―喜びの現象学，世界思想社.

中央教育審議会(2012)：新たな未来を築くための大学教育の質的転換に向けて―生涯学び続け，主体的に考える力を育成する大学へ(答申).

中央教育審議会大学分科会(2020)：教学マネジメント指針.

中央教育審議会大学分科会大学教育部会(2016)：「卒業認定・学位授与の方針」(ディプロマ・ポリシー)，「教育課程編成・実施の方針」(カリキュラム・ポリシー)及び「入学者受入れの方針」(アドミッション・ポリシー)の策定及び運用に関するガイドライン.

土持ゲーリー法一(2007)：ティーチング・ポートフォリオ―授業改善の秘訣，東信堂.

寺田盛紀(2009)：日本の職業教育―比較と移行の視点に基づく職業教育学，晃洋書房.

外山紀子，外山美樹(2010)：やさしい発達と学習，有斐閣.

内藤佳津雄，北村世都，市川優一郎編(2016)：発達と学習，弘文堂.

中井俊樹(2018)：初期キャリア教員の教育支援，IDE現代の高等教育 603：39-43.

中井俊樹(2019)：大学教員の教育活動における倫理とは，教育学術新聞，令和元年5月22日号.

中井俊樹編(2019)：大学SD講座1 大学の組織と運営，玉川大学出版部.

中井俊樹，鳥居朋子，藤井都百編(2013)：大学のIR Q&A，玉川大学出版部.

中井俊樹，服部律子編(2018)：看護教育実践シリーズ2―授業設計と教育評価，医学書院.

中島英博編(2018)：シリーズ大学の教授法4―学習評価，玉川大学出版部.

中留武昭(2012)：大学のカリキュラムマネジメント―理論と実際，東信堂.

中村和彦(2015)：入門 組織開発，光文社.

中山富子編(2020)：看護教員のための学校経営と管理 第2版，医学書院.

夏目達也，近田政博，中井俊樹，齋藤芳子(2010)：大学教員準備講座，玉川大学出版部.

西村高宏(2006)：専門職倫理規定の問題圏―誰のための，何のための倫理規定か，先端倫理研究 1：70-84.

日本学術会議(2017)：大学教育の分野別質保証のための教育課程編成上の参照基準，

看護学分野.

日本学生支援機構(2007)：大学における学生相談体制の充実方策について―「総合的な学生支援」と「専門的な学生相談」の「連携・協働」.

日本学生支援機構(2018)：平成28年度 学生生活調査結果.

日本看護協会(2015)：2025年に向けた看護の挑戦 看護の将来ビジョン―いのち・暮らし・尊厳をまもり支える看護.

日本看護系大学協議会(2008)：看護学教育における倫理指針(改訂版).
https://www.janpu.or.jp/umin/kenkai/rinrishishin08.pdf

日本看護系大学協議会(2018)：看護学士課程教育におけるコアコンピテンシーと卒業時到達目標.

日本看護歴史学会編，川島みどり，草刈淳子，氏家幸子，高橋みや子監修(2008)：日本の看護120年 歴史をつくるあなたへ，日本看護協会出版会.

日本教育経営学会編(2000)：シリーズ教育の経営5 教育経営研究の理論と軌跡，玉川大学出版部.

マルカム・ノールズ(堀薫夫，三輪建二監訳)(2002)：成人教育の現代的実践―ペダゴジーからアンドラゴジーへ，鳳書房.

マルカム・ノールズ(渡邊洋子監訳)(2005)：学習者と教育者のための自己主導型学習ガイド，明石書店.

野田文香，渋井進(2016)：「単位制度の実質化」と大学機関別認証評価，大学評価・学位研究17：21-33.

野村陽子(2015)：看護制度と政策，法政大学出版会.

ジェーン・バーンスタイナー(2017)：看護師のための質と安全の教育(QSEN)―看護実践を変える教育改革，日本私立看護系大学協議会40周年記念誌：7-9.

R・J・ハヴィガースト(荘司雅子監訳)(1958)：人間の発達課題と教育―幼年期より老年期まで，牧書店.

R・J・ハヴィガースト(児玉憲典，飯塚裕子訳)(1997)：ハヴィガーストの発達課題と教育―生涯発達と人間形成，川島書店.

ロバート・D・パットナム(河田潤一訳)(2001)：哲学する民主主義―伝統と改革の市民的構造，NTT出版.

林邦雄編(2006)：保育用語辞典，一藝社.

原聡介，宮寺晃夫，森田伸子，高橋勝，森田尚人(1990)：教育と教育観，文教書院.

クリストファー・ピーターソン，スティーブン・F・マイヤー，M.E.P.セリグマン(津田彰監訳)(2000)：学習性無力感―パーソナル・コントロールの時代をひらく理論，二瓶社.

久冨善之(1988)：教員文化の社会学的研究，多賀出版.

平石賢二(2008)：青年期における自己の発達，榎本博明編，自己心理学2 生涯発達心理学へのアプローチ，金子書房.

平尾真智子(1996)：江戸時代中期の西本願寺学林における教育職としての「看護」について，日本看護科学学会誌16(2)：336-337.

広田照幸，吉田文，小林傳司，上山隆弘，濱中淳子編(2013)：大学とコスト―誰がどう支えるのか，岩波書店.

藤井穂高編(2018)：MINERVA はじめて学ぶ教職 8 教育の法と制度，ミネルヴァ書房.

舟島なをみ監修(2013)：看護学教育における授業展開―質の高い講義・演習・実習の実現に向けて，医学書院.

古橋洋子編(2013)：看護教員ハンドブック，医学書院.

別府昭郎(2005)：大学教授の職業倫理，東信堂.

ケン・ベイン(高橋靖直訳)(2008)：ベストプロフェッサー，玉川大学出版部.

パトリシア・ベナー(井部俊子監訳)(2005)：ベナー看護論 新訳版―初心者から達人へ，医学書院.

ベネッセ教育研究開発センター(2018)：第 3 回 大学生の学習・生活実態調査報告書.

ベネッセ教育総合研究所(2013)：学生の主体的な学習を促すカリキュラムに関する調査報告書ケーススタディ編.

アーネスト・ボイヤー(有本章訳)(1996)：大学教授職の使命―スカラーシップ再考，玉川大学出版部.

保健師助産師看護師法 60 年史編纂委員会(2009)：保健師助産師看護師法 60 年史―看護行政のあゆみと看護の発展，日本看護協会出版会.

星薫(2017)：成人発達心理学，放送大学教育振興会.

堀智子，宮元博章(2015)：授業リフレクションを用いた看護教員の意識の変容過程の可視化―相互に育ちあう同僚関係の構築を目指して，学校教育コミュニティ 5：29-39.

アドルフ・ポルトマン(高木正孝訳)(1961)：人間はどこまで動物か―新しい人間像のために，岩波書店.

本田由紀(2005)：多元化する「能力」と日本社会―ハイパーメリトクラシー化のなかで，NTT 出版.

松尾睦(2006)：経験からの学習―プロフェッショナルへの成長プロセス，同文館出版.

丸山恭司(2000)：教育倫理学の可能性，中国四国教育学会教育学研究紀要 46(1)：28-33.

三浦麻子(1996)：課題遂行におよぼす目標設定と自律性の効果，大阪大学人間科学部紀要 22：111-132.

三隅二不二，中野繁喜(1960)：学級雰囲気に関するグループ・ダイナミックスの研究(第Ⅲ報告)，教育・社会心理学研究 1(2)：119-135.

村川雅弘，田村知子，西留安雄，野口徹編(2013)：「カリマネ」で学校はここまで変わる！，ぎょうせい.

村田晋也，小林直人(2015)：正課教育，準正課教育，正課外活動―「愛大学生コンピテンシー」の育成のために，大学時報 364：42-47.

望月初音, 関千代子, 冨田幸江, 仙田志津代, 北原佳代, 佐々木美樹(2005)：学生の看護への志望動機とめざす看護師像—看護学科第1回生入学時の調査から, つくば国際短期大学紀要 33：105-119.

森川輝紀, 小玉重夫(2012)：教育史入門, 放送大学教育振興会.

文部科学省(2007)：平成18年度文部科学白書.

文部科学省(2011)：学士課程においてコアとなる看護実践能力と卒業時到達目標.

文部科学省(2019a)：諸外国の教育統計 平成31年度版.

文部科学省(2019b)：平成28年度の大学における教育内容等の改革状況について(概要).

文部省(1953)：「わが国の教育の現状」(昭和28年度).

文部省(2000)：大学における学生生活の充実方策について(報告)—学生の立場に立った大学づくりを目指して.

文部省学徒厚生審議会(1958)：大学における学生の厚生補導に関する組織および運営の改善について.

谷田貝公昭, 成田国英, 林邦雄編(2001)：幼児・児童心理学, 一藝社.

山下麻衣(2017)：看護婦の歴史—寄り添う専門職の誕生, 吉川弘文館.

山田里津, 荒川眞知子監修(2018)：新・教務必携 改訂版 看護学校の運営と管理, 一般社団法人日本看護学校協議会共済会.

湯川やよい(2011)：アカデミック・ハラスメントの形成過程—医療系女性大学院生のライフストーリーから, 教育社会学研究 88：163-184

吉崎静夫(1997)：デザイナーとしての教師・アクターとしての教師, 金子書房.

吉田利宏(2017)：新法令解釈・作成の常識, 日本評論社.

梁忠銘(1999)：近代日本職業教育の形成と展開, 多賀出版.

ジーン・レイヴ, エティエンヌ・ヴェンガー(佐伯胖訳)(1993)：状況に埋め込まれた学習—正統的周辺参加, 産業図書.

ダニエル・レビンソン(南博訳)(1992)：ライフサイクルの心理学(上), 講談社.

労働政策研究・研修機構編(2016)：職業相談場面におけるキャリア理論及びカウンセリング理論の活用・普及に関する文献調査, 労働政策研究・研修機構.

スティーブン・ロビンス(髙木晴夫訳)(2009)：組織行動のマネジメント—入門から実践へ, ダイヤモンド社.

鷲田清一(2015)：しんがりの思想 反リーダーシップ論, 角川新書.

渡辺三枝子編(2018)：新版キャリアの心理学第2版—キャリア支援への発達的アプローチ, ナカニシヤ出版.

渡辺八重子, クローズ幸子(2015)：米国看護大学における質と安全教育の改革"QSEN"の取り組み, 看護教育 56(1)：56-63.

Anderson, J. R.(1982)：Acquisition of Cognitive Skill, Psychological Review 89：369-406

Atkinson, R. C. and Shiffrin, R. M.(1971)：The Control Processes of Short-term Memory,

Technical Report 173, Psychology Series, Institute for Mathematical Studies in the Social Sciences, Stanford University, California.

Bandura, A.（1977）: Self-Efficacy : Toward a Unifying Theory of Behavioral Change, Psychological Review 84 : 191-215.

Bandura, A.（1997）: Self Efficacy : The Exercise of Control, Worth.

Bransford, J. D., Brown, A. L., and Cocking, R. R.（2000）: How People Learn : Brain, Mind, Experience, and School, Washington, DC : National Academy Press.

Brubacher, J. S.（1939）: Modern Philosophies of Education, McGraw-Hill.

Collins, A.（2006）: Cognitive Apprenticeship, Sawyer, R. K.（Ed.）, the Cambridge Handbook of the Learning Sciences : 47-60.

Dreyfus, S. E.（1981）: Formal Model VS. Human Situational Understanding : Inherent Limitations on the Modeling of Business Expertise, University of California-Berkley.

Ericsson, K. A.（1996）: The Acquisition of Expert Performance : An Introduction to Some of the Issues, Ericsson, K. A.（Ed.）, The Road to Excellence, Mahwah, NJ : LEA.

Ericsson, K. A., Krampe, R., and Tesch-Romer, C.（1993）: The Role of Deliberate Practice in the Acquisition of Expert Performance, Psychological Review 100（3）: 363-406.

Hoffman, J. F.（1984）: Psychological Separation of Late Adolescents from Their Parents, Journal of Counseling Psychology 31 : 170-178.

Kolb, D. A.（1981）: Experiential Learning Theory and the Learning Style Inventory : A Reply to Freedman and Stumpf, Academy of Management Review 6（2）: 289-296.

Kolb, D. A., Boyatzis, R. E., and Mainemelis, C.（2001）: Experiential Learning Theory : Previous Research and New Directions. In Sternberg, R. J. and Zhang, L-F.（Eds.） Perspectives on Thinking, Learning and Cognitive Styles. Mahwah, New Jersey : Lawrence Erlbaum.

National Survey of Student Engagement（2018）: Engagement Insights : Survey Findings on the Quality of Undergraduate Education.

Perkin, H. J.（1980）: Key Profession : The History of the Association of University Teachers, London : Routledge.

Perry, W. G. Jr.（1999）: Forms of Intellectual and Ethical Development in the College Years : A Scheme, 2nd edition, San Francisco : Jossey-Bass.

Resnick, L. B.（1989）: Knowing, Learning and Instruction : Essays in Honor of Robert Glaser. Hillsdale, NJ : Lawrence Erlbaum Associate

Ryan, R. M. and Deci, E. L.（2000）: Self-determination Theory and the Facilitation of Intrinsic Motivation, Social Development, and Well-being, American Psychologist 55 : 68-78.

Shulman, L. S.（1987）: Knowledge and Teaching : Foundations of the New Reform, Harvard Educational Review 57（1）: 1-22.

Super, D. E.（1980）: A Life-Span, Life-Space Approach to Career Development, Journal of Vocational Behavior 16 : 282-298.

Waugh, N. C. and Norman, D. A.（1965）: Primary Memory, Psychological Review 72 : 89-

104.

Zeller, W. and Mosier, R.（1993）: Culture Shock and the First-year Experience, The Journal of College and University Student Housing 23 : 19-23.

執筆者プロフィール

▪ **中井俊樹**[なかい としき] 編者，1 章，6 章共著，7 章共著，11 章
愛媛大学教育・学生支援機構 教授

　　専門は人材育成論，大学教育論。1998 年に名古屋大学高等教育研究センター助手となり，同センター准教授などを経て 2015 年より現職。愛知県看護協会，愛媛県看護協会，岡山県看護協会，香川県看護協会などで研修講師を経験。松山看護専門学校，河原医療大学校などで教育学の授業担当を経験。大学教育学会理事および日本高等教育開発協会理事。著書に，『看護のための教育学』（共編著），『看護現場で使える教育学の理論と技法』（編著），『アクティブラーニング』（編著），『大学教員準備講座』（共著），『成長するティップス先生』（共著）などがある。

▪ **森　千鶴**[もり ちづる] 編者，6 章共著，7 章共著
筑波大学医学医療系 教授

　　専門は精神看護学。現在は博士後期課程で科目，看護学教育を担当。1996 年山梨医科大学医学部講師，助教授を経て，山梨大学大学院教授，国立看護大学校教授の後，2007 年より現職。看護協会などで実習指導者講習会，茨城県立医療大学で専任教員養成講座の講師を担当。『これからの精神看護学』（監編著）など精神看護学に関するテキストを分担執筆している。

▪ **上畠洋佑**[うえはた ようすけ] 8 章
新潟大学教育・学生支援機構 准教授

　　専門は高等教育論。金沢大学国際基幹教育院特任助教，愛媛大学教育・学生支援機構特任助教を経て 2019 年より現職。主に学位プログラム等，カリキュラム・マネジメントを担当。奈良県立医科大学医学部看護学科，新潟県立看護大学などで研修講師を経験。早稲田大学大学院文学研究科教育学コース博士後期課程満期退学。主要論文に『日本の私立看護系大学に関する研究─文部科学省政策に着目した私立看護系大学増加要因分析の知見と限界』（早稲田大学大学院文学研究科紀要，第 62 輯，2016 年）などがある。

▪ **嶋﨑和代**[しまざき　かずよ]　4 章共著，10 章共著

中部大学生命健康科学部保健看護学科　講師

専門は基礎看護学，看護教育。総合病院での臨床経験を経て，2003 年より看護専門学校教員となる。2011 年より中部大学生命健康科学部保健看護学科助手，助教を経て 2017 年より現職。看護専門学校での教員研修，看護協会実地指導者研修，看護協会認定看護師教育課程などで研修講師を経験。著書に『看護のための教育学』(分担執筆)，『看護現場で使える教育学の理論と技法』(分担執筆)がある。

▪ **杉田郁代**[すぎた　いくよ]　3 章

高知大学大学教育創造センター　准教授

専門は教育心理学，学生支援。2008 年環太平洋大学次世代教育学部学級経営学科講師となり，同学部准教授，比治山大学現代文化学部社会心理臨床学科准教授を経て，2018 年より現職。広島工業大学，関西福祉大学で，教育学，心理学の授業担当を経験。著書に，『はじめて学ぶ生徒指導・進路指導—理論と実践』(分担執筆)がある。

▪ **竹中喜一**[たけなか　よしかず]　4 章共著，5 章，10 章共著

愛媛大学教育・学生支援機構　講師

専門は高等教育論，教育工学。大阪大学人間科学部卒業後，民間企業でのシステムエンジニアや営業支援の業務を経て，2008 年関西大学に専任事務職員として入職。学生による教育・学修支援制度の設計・運用，ICT 活用支援，授業評価，大学職員の能力育成，学生対象調査に関連する業務を担当。関西大学在職中に名古屋大学大学院教育発達科学研究科博士前期課程修了後，大阪大学大学院人間科学研究科博士後期課程修了。博士(人間科学)。愛媛大学教育・学生支援機構特任助教を経て，2019 年より現職。著書に，『大学の組織と運営』，『アクティブラーニング型授業としての反転授業[実践編]』(ともに分担執筆)などがある。

▪ **橋場　論**[はしば　ろん]　2 章，9 章

福岡大学教育開発支援機構　准教授

専門は，教育学(高等教育論，教育制度論)。2008 年に立教大学コオプ教育・インターンシップオフィス学術調査員となり，その後，福岡大学教育開発支援機

構講師などを経て，2018 年より現職。著書に，『教育の法と制度』(分担執筆)，
『講座　日本の高校教育』(分担執筆)などがある。

索引